Ernährungsforschung

Wissenschaft und Praxis

Aus dem Inhalt:

Akademie-Verlag · Berlin

ISSN 0071-1179
Ernährungsforschung, Berlin 33 (1988) 6, 141–168

Band 33 · 1988 · Heft 6

Die Zeitschrift veröffentlicht Originalarbeiten, zusammenfassende Fortschrittsberichte und andere Übersichten sowie Kurzmitteilungen zu Fragen der gesunden Ernährung, aktuellen Problemen der Ernährungswissenschaft, Ernährungspraxis, Dialektik, Gemeinschaftsverpflegung, Ernährungslehre und -erziehung, Tendenzen des Lebensmittelverbrauchs und Lebensmittelsortiments.

The journal publishes original contributions, reviews, and summarizing progress reports, short communications on adequate nutrition, topical issues relating to nutritional science, food practice, dietetics, and mass catering, nutritional theory and education, trends in food consumption and in commercially available food items.

Sie wendet sich an Ernährungswissenschaftler, Ärzte, Diätassistenten, Kochinstrukteure, Lehrer, Mitarbeiter im Hygienedienst, in der Lebensmittelindustrie und in Einrichtungen der Gemeinschaftsverpflegung und des Lebensmittelhandels sowie an ernährungsbewußte Bürger.

Herausgeber:

Zentralinstitut für Ernährung der
Akademie der Wissenschaften der DDR
Direktor: H. Schmandke

in Zusammenarbeit mit

der Gesellschaft für Ernährung in der DDR, der Arbeitsgruppe Ernährung beim Nationalkomitee für Gesundheitserziehung der DDR und dem Warenzeichenverband Diätetische Erzeugnisse der DDR

Hinweise für Autoren:

Angenommen werden Manuskripte in deutscher Sprache, die noch nicht veröffentlicht oder anderen Zeitschriften zur Veröffentlichung angeboten worden sind. Die Manuskripte (Original und eine Kopie) sind der Redaktion in Maschinenschrift, einseitig, zweizeilig geschrieben (30 Zeilen je Seite mit 60 Anschlägen pro Zeile) einzureichen.
Der Kopf der Arbeit muß folgende Angaben enthalten:
Titel des Beitrages, Autorenname(n) und Institution(en), aus der (denen) er stammt.
Der Umfang von Originalarbeiten soll 10 Manuskriptseiten möglichst nicht überschreiten. Anzufügen sind Zusammenfassungen (10 bis 15 Zeilen) in deutscher und englischer Sprache, jeweils auf gesondertem Blatt. Bei chemischen Begriffen ist die c-Schreibweise anzuwenden. Die Nummern der zur Diskussion der Ergebnisse unbedingt notwendigen Literaturhinweise sind im Text und am Ende gekennzeichnet in eckige Klammern zu setzen. Zitierte Namen sind mit Normalbuchstaben zu schreiben. Es werden nur reproduktionsfähige Abbildungen angenommen, die auf der Rückseite mit lfd. Nummer und Namen des Autors gekennzeichnet sind. Die Legenden zu den Abbildungen und Tabellen sind gesondert zu schreiben. Zwischentitel und Empfehlungen für die Praxis sind erwünscht. Die Redaktion behält sich die Überarbeitung angenommener Manuskripte vor. Die Beiträge werden honoriert. Der Erstautor erhält kostenlos 25 Sonderdrucke des Beitrages als Fortdrucke.

Manuskripte sind zu senden an:

Redaktion „Ernährungsforschung"
Arthur-Scheunert-Allee 114/116
DDR-1505 Bergholz-Rehbrücke
Tel.: Bergholz-Rehbrücke 8203

Bezugsmöglichkeiten:

Bestellungen sind zu richten

- in der DDR an den Postzeitungsvertrieb unter Angabe der Kundennummer des Bestellenden oder an den AKADEMIE-VERLAG BERLIN, Leipziger Str. 3/4, DDR-1086 Berlin;
- im sozialistischen Ausland an eine Buchhandlung für fremdsprachige Literatur oder an den zuständigen Postzeitungsvertrieb;
- in der BRD oder Berlin (West) an eine Buchhandlung oder an die Auslieferungsstelle KUNST UND WISSEN, Erich Bieber oHG, Postfach 102844, D-7000 Stuttgart 10;
- in den übrigen westeuropäischen Ländern an eine Buchhandlung oder an die Auslieferungsstelle KUNST UND WISSEN, Erich Bieber GmbH, General Wille-Str. 4, CH-8002 Zürich;
- im übrigen Ausland an den Internationalen Buch- und Zeitschriftenhandel, den Buchexport, Volkseigener Außenhandelsbetrieb der Deutschen Demokratischen Republik, Postfach 160, DDR-7010 Leipzig, oder an den AKADEMIE-VERLAG BERLIN, Leipziger Str. 3/4, DDR-1086 Berlin.

Verlag:

Akademie-Verlag Berlin, Leipziger Str. 3/4, DDR-1086 Berlin
Tel.: 2236221 oder 2236229
Telex: 114420

Bank: Staatsbank der DDR, Berlin Konto-Nr. 6836-26-20712

Veröffentlicht unter der Lizenznummer 1656 des Presseamtes beim Vorsitzenden des Ministerrates der Deutschen Demokratischen Republik.

Gesamtherstellung:
VEB Druckerei „Thomas Müntzer", DDR-5820 Bad Langensalza.

Erscheinungsweise:
Die Zeitschrift „Ernährungsforschung" erscheint jährlich in einem Band mit 6 Heften. Bezugspreis je Band 72,— DM zuzüglich Versandspesen; Preis je Heft 12,— DM. Der gültige Jahresbezugspreis für die DDR ist der Postzeitungsliste zu entnehmen.

Bestellnummer dieses Heftes: 1091/33/6.

AN (EDV) 7821

00500

S. Münch

Welternährungstag 1988

Auf ihrer 20. Tagung beschloß die Generalversammlung der FAO, den 16. Oktober, jenen Tag, an dem 1945 diese Spezialorganisation der Vereinten Nationen gegründet worden war, zum Welternährungstag zu erklären. Damit sollte das Augenmerk der Weltöffentlichkeit verstärkt auf die fortbestehende Notwendigkeit des Kampfes gegen Hunger und Unterernährung, für die Verbesserung des Ernährungsstatus der sozial diskriminierten Bevölkerungsschichten und die Erhöhung der Ernährungssicherheit gelenkt werden. Der Generaldirektor der FAO, Edouard Saouma, gab in diesem Zusammenhang seiner Hoffnung Ausdruck, daß der Welternährungstag, der 1981 zum ersten Mal begangen wurde, der Menschheit Anlaß sein möge, „um ihre Entschlossenheit zu demonstrieren, sich für die Ausrottung von Hunger und Unterernährung sowie für die Beseitigung der Armut, speziell in den ländlichen Gebieten, einzusetzen“ [1].

Sich dieser Herausforderung zu stellen, bedeutet mit Blick auf das Jahr 2000, die Voraussetzungen für die Ernährung von mehr als 6 Milliarden Menschen zu schaffen, wobei zu berücksichtigen ist, daß sich das bis dahin zu erwartende und auch nach der Jahrtausendwende noch anhaltende demografische Wachstum vorwiegend auf jene Regionen Afrikas, Asiens und Lateinamerikas konzentriert, in denen sich schon derzeit breite Bevölkerungsschichten nicht ausreichend zu ernähren vermögen.

Aus der Analyse der in Abbildung 1 wiedergegebenen regionalen Tendenzen der Nahrungsmittelerzeugung ergibt sich, daß bei insgesamt durchaus positiver Entwicklung der Gesamtproduktion das Prokopf-Aufkommen 1987 in Afrika und Nahost unter das Niveau der Jahre 1979—81 gesunken war und in Lateinamerika nach zeitweiligem Abfall nur unwesentlich über dem Ausgangsniveau gelegen hatte. Ein günstigerer Trend zeichnete sich zumindest bis zur Mitte dieses Jahrzehnts im Fernen Osten ab, was freilich nicht a priori im Sinne einer spürbaren Verbesserung des Ernährungsstatus der an extremer Armut leidenden Bevölkerungsschichten in den nichtsozialistischen Ländern dieser Region interpretiert werden darf. Obwohl hier der relative Anteil der von Unter- und Mangelernährung Betroffenen zurückgegangen ist, hat deren Zahl im Gefolge des demografischen Wachstums sowie zunehmender sozialer Differenzierung weiter zugenommen.

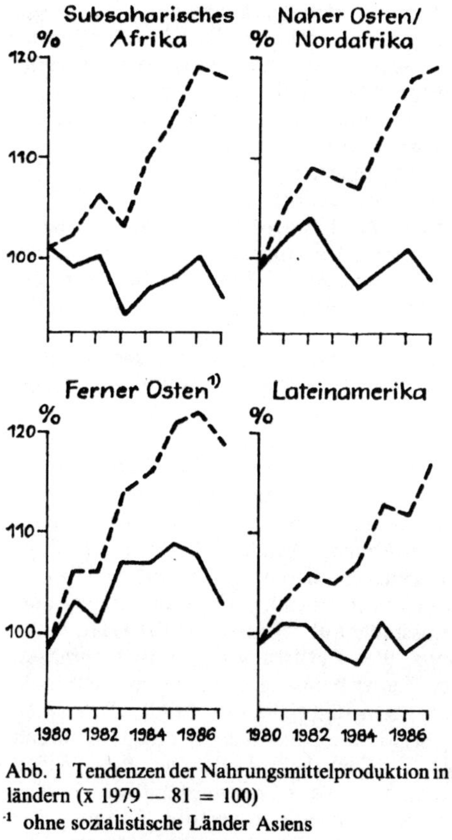

Abb. 1 Tendenzen der Nahrungsmittelproduktion in den Entwicklungsländern ($\bar{x}$ 1979 — 81 = 100)

[1] ohne sozialistische Länder Asiens

——— Nahrungsmittelproduktion insges.

——— Prokopf-Produktion

Weltbankexperten schätzen, daß 1980 etwa 730 Mio Menschen im Bereich der Entwicklungsländer an Unter- oder Mangelernährung gelitten haben. Ihre Zahl dürfte sich heute in Größenordnungen zwischen 800 Mio und einer Milliarde bewegen; sie wird weiter anwachsen, wenn es nicht gelingt, das akute Versorgungsdefizit abzubauen und gleichlaufend damit die Voraussetzungen für eine an den demografischen und sozialökonomischen Erfordernissen orientierte Steigerung des Nahrungsaufkommens zu schaffen. Das ist eine Aufgabe, deren Erfolgschancen einerseits entscheidend durch die Eigenanstrengungen der Entwicklungsländer zur Beseitigung von Hunger und Unterernährung bestimmt werden, andererseits aber auch wesentlich davon abhängen, ob und in welchem Maße es gelingt, ein internationales Klima zu schaffen, das es gestattet, ökonomische Ressourcen und technologisches ‚know how‘ für die Lösung der aktuellen und perspektivischen Ernährungsprobleme freizusetzen.

Extreme Auslandsverschuldung und Zinsendienste, für die 1987 von den Entwicklungsländern Lateinamerikas 55%, von denjenigen Afrikas 33% der Exporterlöse aufgebracht werden mußten, sowie sich verschlechternde ‚terms of trade‘ für tropische Agrarprodukte auf der einen, wachsender Importbedarf speziell der ärmsten afrikanischen und asiatischen Länder an Getreide und anderen Grundnahrungsmitteln auf der anderen Seite, engen den Spielraum für wirksame nationale Aktivitäten zur Verbesserung der Ernährungslage erheblich ein. Dies konstatiert auch der Bericht des Sekretariats des Welternährungsrates (WFC) an die im Juni 1987 in Peking durchgeführte Ministertagung. Er verweist zugleich auf die alarmierende Tatsache, daß „die Zunahme des Hungers einhergeht mit globalen Rekordüberschüssen an Nahrungsmitteln, von denen zerstörende Wirkungen auf die Agrarwirtschaft sowohl in den entwickelten Ländern als auch in den Entwicklungsländern ausgehen“ [2].

Der 1986 in den Lagerhäusern der Europäischen Gemeinschaft (EG) angehäufte ‚Butterberg‘ entsprach etwa 86% des Jahresverbrauchs der Mitgliedsländer, die Interventionsbestände von Magermilchpulver lagen bei 60% und die von Getreide bei 11%. Die in den USA lagernden Getreidevorräte machten 28% des nationalen Bedarfs aus. Die sich hierin manifestierende relative Überproduktion von Nahrungsmitteln übersteigt das kommerzielle Defizit der Entwicklungsländer beträchtlich. Sie erweist sich im Angesicht der damit verbundenen extrem hohen Kosten für die Lagerhaltung, Denaturierung oder gar Vernichtung der ‚Überschüsse‘ nicht nur als ökonomischer Widersinn, sondern wirkt zugleich verschärfend auf die Ernährungskrise im Bereich der Entwicklungsländer.

Da es der Mehrzahl der Länder mit Nahrungsmitteldefizit bislang nicht gelungen ist, die Voraussetzungen für einen beschleunigten Produktionszuwachs sowie für stabilere Erträge zu schaffen, trifft die unzureichende bzw. fehlende Devisendisponibilität für den Import von Getreide und ande-

Tabelle 1 Prokopf-Verbrauchsraten von Grundnahrungsmitteln in Nahrungsmittelimportländern

Ländergruppen	Jährliche Zu- bzw. Abnahme (in %)		
	1970—80	1980—86	1986—87
LDC (65 Entwicklungsländer)	0,8	0,9	—1,2
— Afrika	0,2	—0,2	—4,6
— Ferner Osten (einschl. VRCh.)	0,9	1,1	—0,4
— Naher Osten	0,6	—1,0	—4,1
— Lateinamerika	0,1	—0,2	—2,4
Übrige Importländer			
(49 Entwicklungsländer)	0,7	0,1	—0,3

Quelle: FAO, Assessment of the current and longer-term trends in Security (CFS: 88/2, Rome, Jan. 1988)

Tabelle 2 Protein/Energie-Mangelernährung (PCM) bei Kindern unter 5 Jahren

Regionen	Zahl (in Mio)			Trend
	1975	1980	1984	
Subsaharisches Afrika	14,8	16,1	19,5	↗
Naher Osten/Nordafrika	4,3	3,4	3,2	↙
Mittelamerika	1,9	1,8	1,7	↙
Südamerika	2,3	2,0	2,3	↔
Südasien	89,3	93,8	97,7	↗
Südostasien	16,1	16,4	17,5	↗
VR China	20,6	19,0	16,0	↙
Entwicklungsländer & VRCh.	149,3	152,5	157,9	↗

Trends: ↗ Zunahme ↙ Abnahme ↔ Stagnation
Quelle: WFC; The global state of hunger and malnutrition (1988/4, 24 March 1988)

ren Grundnahrungsmitteln in erster Linie die ärmsten Bevölkerungsschichten. Tabelle 1 zeigt, daß dieser Trend sich im Verlaufe der achtziger Jahre erheblich verstärkt hat. Das fördert insbesondere in den von der UNO als ‚Least Developed Countries' (LDC) eingestuften Entwicklungsländern die Zunahme von Unter- oder Mangelernährung bei der kaufkraftschwachen Bevölkerung und kann darüber hinaus sogar neuerliche Hungersnöte im Gefolge von naturbedingten Ertragsdepressionen oder regionalen Mißernten auslösen.

Massenweises Auftreten von Unter- und Mangelernährung ist nicht nur gleichbedeutend mit vielerorts noch immer wachsendem sozialen Elend sowie der Verschwendung menschlicher und ökonomischer Ressourcen, es begünstigt zugleich auch eine hohe Kindersterblichkeit und beeinträchtigt die körperliche und geistige Entwicklung künftiger Generationen. Obwohl die Sterberate bei Säuglingen und Kleinkindern bis zu 5 Jahren im Gesamtbereich der Entwicklungsländer im Verlaufe der letzten Jahrzehnte gesunken ist, lag sie im Mittel der Jahre 1980—85 bei 203% im subsaharischen Afrika, 177% in Südasien und 111% in Südostasien im Vergleich zum Niveau der Industrieländer. Den in Tabelle 2 wiedergegebenen UNO-Schätzungen zufolge ist die Zahl der an Protein/Energie-Mangelernährung (PCM) leidenden Kinder der genannten Altersgruppe in den Entwicklungsländern zwischen 1975 und 1984 von knapp 129 Mio auf etwa 142 Mio angewachsen. Unter Einschluß der Volksrepublik China, wo freilich im Verlaufe der letzten Jahre eine spürbare Verbesserung der allgemeinen Ernährungslage erreicht wurde, konnten 1984 annähernd 160 Mio Säuglinge und Kleinkinder in den in Tabelle 2 ausgewiesenen Regionen nicht ausreichend ernährt werden. Bezogen auf die jeweilige Gesamtzahl der Kinder in der Altersgruppe bis zu 5 Jahren betraf das über 25% im subsaharischen Afrika, etwa 33% in Südostasien und fast 67% in Südasien. In der Volksrepublik China war der Anteil zwischen 1975 und 1984 von etwa 26% auf unter 18% gesunken.

Geringe Krankheitsresistenz, niedriges physisches und psychisches Leistungsvermögen und andere soziale Defekte sind die zwangsläufigen Begleiterscheinungen der PCM und anderer Formen chronischer Mangelernährung, unter der speziell in den von Nahrungsmittelimporten abhängigen LDC eine wachsende Zahl von Kindern zu leiden hat, die darüberhinaus aber auch für andere Risikogruppen (werdende und stillende Mütter, chronisch Kranke usw.) zusätzliche gesundheitliche Gefährdungen mit sich bringen. Hingewiesen sei in diesem Zusammenhang noch auf die folgenden Konsequenzen dauernder Mangelernährung:

- Jedes Jahr wird mit etwa 700.000 neuen Fällen akuten Vitamin-A-Mangels bei Vorschulkindern gerechnet. An den Folgen sterben ca. 60% der Betroffenen, bei einem Viertel der Überlebenden muß mit völliger, bei 50 bis 60% mit teilweiser Erblindung gerechnet werden.
- Etwa die Hälfte aller Frauen im reproduktionsfähigen Alter leidet infolge Eisenmangels an mehr oder weniger schwerer Anämie. Sie ist in Tropisch-Afrika und Südasien besonders stark verbreitet.
- Jodmangel ist die Ursache für Kropfbildung bei etwa 190 Mio Menschen, wovon rund die Hälfte in Südostasien und jeweils etwa 16% in den anderen asiatischen Regionen sowie in Afrika und Lateinamerika beheimatet sind.

Diese wenigen Beispiele stehen zugleich für eine Vielzahl anderer Faktoren, welche das menschliche Elend prägen, dem die unterernährten oder gar akutem Hunger ausgesetzten Bevölkerungsschichten in den Entwicklungsländern unterworfen sind. Seine Überwindung erfordert in erster Linie die Lösung jener ökonomischen und sozialen Probleme, die derzeit einem angemessenen Wachstum der Nahrungsmittelerzeugung sowie dem Zugang der Massen zu den Quellen der Ernährung entgegenstehen.

Die auf Einschätzungen seriöser Agrarexperten gestützte FAO-Studie ‚Agriculture: Toward 2000' unterstellt, daß es den Entwicklungsländern bei entsprechenden Veränderungen der Agrarstruktur und der Ablösung uneffektiver, mitunter auch umweltzerstörender Bodennutzungssysteme durch verbesserte landwirtschaftliche Produktionsmethoden möglich sein müßte, das Anderthalbfache ihrer zur Jahrtausendwende erwarteten Bevölkerung zu ernähren. Wenn diese Prognose Realität werden soll, sind umfassende Eigenanstrengungen der Entwicklungsländer zwar unerläßlich, ihnen wird jedoch nur dann ein dauerhafter Erfolg beschieden sein, wenn zugleich die erforderlichen äußeren Bedingungen für die Beseitigung der politischen und ökonomischen Ursachen von Abhängigkeit und Rückständigkeit geschaffen werden. Ganz in diesem Sinne und in Übereinstimmung mit ihrer außenpolitischen Gesamtstrategie haben die sozialistischen Länder auf der 1987 von der UNO einberufenen Konferenz über Abrüstung und Entwicklung auf den untrennbaren Zusammenhang zwischen internationaler Entspannung, Abrüstung und gleichberechtigter Zusammenarbeit und der Überwindung von Hunger und Unterernährung hingewiesen. Zugleich bekräftigten sie ihren Willen, einen Teil der durch konkrete Abrüstungsmaßnahmen freiwerdenden Ressourcen zur Förderung des ökonomischen und sozialen Fortschritts in den Entwicklungsländern bereitzustellen.

Anmerkungen

[1] FAO; The state of food and agriculture, Rom 1981, S. 8
[2] World Food Council-Beijing Declaration; Report of the World Food Council on the Work of its Thirteenth Session: 8—11 June 1987 (A/42/19), S. 2

Prof. Dr. sc. Siegfried Münch
Humboldt-Universität, Sektion Pflanzenproduktion. Lehrstuhl Ausländische Landwirtschaft,
Brunnenstr. 7, Berlin-1054

H. SCHMANDKE

Zusammenhänge zwischen Ernährung und Gesundheit*

1. Die Gesundheit beeinflussende Faktoren

Wenn man unter Gesundheit das Nichtvorhandensein von Krankheit, optimales subjektives Lebensgefühl, hohe Leistungsfähigkeit und sogar noch ein langes Leben verstehen will, dann hängen, entsprechend Tab. 1, Vererbung, Ernährung, Umwelt, Lebensstil und Alter in irgendeiner Weise mit der Gesundheit des Menschen zusammen.

Tabelle 1 Die Gesundheit beeinflussende Faktoren

Vererbung	Ernährung	Umwelt	Lebensstil	Alter
Stoffwechsel Psychoverhaltenstyp	Nährstoffe Mikroorganismen natürliche Schadstoffe Zusatzstoffe	Boden Wasser Luft soziale Einflüsse	körperliche Aktivität Alkohol Tabakwaren	

2. Wie kann man feststellen, daß die Gesundheit durch die Ernährung beeinflußt wird?

2.1. durch den Zusammenhang von Lebenserwartung und Ernährung?

Aus Tab. 2 geht hervor, daß ganz offenbar der sehr komplexe Charakter der Lebenserwartung nicht geeignet ist, einen Einfluß der Ernährung deutlich zu machen. Wie durchaus verständlich, sind auch andere Einflüsse als die Ernährung wirksam.

Tabelle 2 Lebenserwartung 1983 [1, 3], Nahrungsenergie und -fettaufkommen 1983/85 [2] in ausgewählten Staaten

	Lebenserwartung/Jahre		Energie- und Fettaufkommen	
	weibl.	männl.	kcal/Kopf/Tag	g Fett/Kopf/Tag
USA [3]	78.2[1]	70.7[1]	3652	167.2
Japan [3]	79.8	74.2	2804	81.3
DDR	75.4	69.5	3768 (3226)[2]	148.5 (128.9)[2]
BRD	77.5	70.8	3475	155.1
GB	77.2	71.3	3130	140.4
BG	74.4	68.4	3626	117.4

[1] 1982
[2] korrigierter Pro-Kopf-Verbrauch 1985 (Zentralinstitut für Ernährung der AdW der DDR)

2.2. durch den Zusammenhang von Herz-Kreislauf-Erkrankungen und Ernährung?

In Tab. 3 sind der Verzehr an Gesamtfett und an Fett mit polyungesättigten Fettsäuren sowie die Sterberaten in bezug auf unsere bedeutendste Zivilisationskrankheit gegenübergestellt. Natürlich sind auch hier Spekulationen über Zusammenhänge möglich. Sie entbehren jedoch der wissenschaftlichen Basis. Wenn man allerdings beispielsweise bei einer hohen Anzahl von Staaten eine gemeinsame statistische Auswertung hinsichtlich des Fettverbrauches und seiner Spezifik vornimmt und sie in Beziehung zu typischen Herz-Kreislauf-Erkrankungen setzt, ergeben sich tatsächlich Korrelationen, wie sie in Tab. 4 dargestellt sind. Daraus kann man immerhin schon ableiten, daß bei zunehmendem

Tabelle 4 Korrelation zwischen Sterberate durch Herz-Kreislauferkrankungen (1970) und Fettverbrauch (1964/66) in 18 Ländern (16 europäische Länder + USA + Japan) [5]

	Herzinfarkt	Gehirnschlag	Bluthochdruck
Gesamtfett	+(M)		
gesättigte Fettsäuren	+(M)		
ungesättigte Fettsäuren		—(M, F)	—(M, F)
Cholesterol	+(M)		

M = Männer
F = Frauen
+, — = signifikante Korrelation mit $p < 0.05$

Tabelle 3 Sterberate (Gestorbene/100000 Bewohner) bei ausgewählten Herz-Kreislauf-Erkrankungen [3, 4], Aufkommen an Gesamtfett und Fett mit polyungesättigten Fettsäuren (FPUFA) für die Ernährung [2]; ausgewählte Staaten

	g Gesamtfett/Kopf/Tag	g FPUFA/Kopf/Tag	HFa	IHKb	GKc	Σ
USA	167.2	69.4	126[1]	113[1]	68[1]	420[1]
Japan	81.3	45.8	25[2]	16[2]	117[2]	249[2]
DDR	148.5	36.0	132[1]		121[1]	797[5]
BRD	155.1	44.3	132	90[2]	152[2]	575[2]
GB	140.4	49.5	331[3]		152[3]	483[3]
BG	117.4	51.3	78	127[4]	246[4]	662[4]

a Herzinfarkte, b weitere Herz-Kreislauf- und Durchblutungsstörungen, c Hirngefäßkrankheiten
Σ alle Kreislauferkrankungen
[1] 1982, [2] 1984, [3] 1978, [4] 1983, [5] 1985 [20]

* Vereinfachte Darstellung nach einem Vortrag auf der VIII. Nationalen Konferenz für Gesundheitserziehung in Dresden, März 1988

Verbrauch an Fett, insbesondere solchem mit gesättigten Fettsäuren, und an Cholesterol ein Zusammenhang mit erhöhten Sterberaten infolge Herzinfarkts besteht. Ein ansteigender Verbrauch an Fetten mit polyungesättigten Fettsäuren ist mehr mit einer abfallenden Sterberate infolge Gehirnschlags und Bluthochdrucks (—) verbunden.

2.3. durch beschreibende Studien an Bevölkerungsgruppen?

Mit solchen Studien ist es gelungen, Hinweise sowohl für Risikofaktoren von Herz-Kreislauf-Erkrankungen [z. B. 6, 7, 8] als auch für die Carcinogenese beeinflussende Faktoren (Tab. 5) zu bekommen.

Tabelle 5 Die Carcinogenese beeinflussende Faktoren [z. B. 9]

Fett	— Dickdarm- und Brustkrebs
Alkohol (exzessive Dosen)	— Mund-, Zungen-, Mageneingangskrebs
Rauchen	— Lungenkrebs
Altern	— Krebs verschiedener Art

Als Hauptrisiken für den Herzinfarkt und weitere Durchblutungsstörungen (Gehirn, periphere Arterien) werden Serum-Cholesterol, Bluthochdruck, Blutgerinnungsdefekte, Rauchen und die Zuckerkrankheit angesehen; hinzu kommen als weitere Risiken die Fettsucht, Serumfette, Bewegungsmangel und der Psychoverhaltenstyp.

Im Falle des Krebses deutet sich an, daß Folgeprodukte von Radikalen, speziell Hydroperoxiden, für dessen Entstehung mitverantwortlich sind. Auch der Alternsprozeß unterliegt einer verstärkten Radikalbildung. Wenngleich ein Schutz gegen die schädigende Wirkung von Hydroperoxiden durch Vitamin C, Vitamin E und Selen als sicher gilt (z. B. 9], ist eine Empfehlung über den gegenwärtigen Richtwert hinaus nicht schlüssig. Vielmehr muß man sich so ernähren, daß die Zufuhrempfehlungen erreicht werden, d. h. man muß ausreichend Obst und Gemüse sowie pflanzliche Öle verzehren.

3. Zusammenhang zwischen Ernährung und Risikofaktoren

In experimentellen Studien an Versuchstieren und Menschen gelang es festzustellen, daß der Serum-Cholesterol-Gehalt, der Blutdruck [z. B. 10] die Blutgerinnung [z. B. 5, 11] und die Zuckerkrankheit vom Typ II [z. B. 8] durch die Ernährung beeinflußt werden können. Im ersten Falle ist das in Tab. 6 dargestellt. Der Blutdruck erfährt im gleichen Sinne eine Zunahme durch Natriumionen, Nahrungsenergie und Fette sowie eine Abnahme durch Kaliumionen, Körpergewichtsabnahme und Calciumionen.

Eine Beeinflussung der Blutgerinnung gelingt durch eine Zunahme der Prostaglandinbildung aus Linol- und Linolensäure (Öle der Sonnenblume und der Sojabohne) sowie aus

Tabelle 6 Beeinflussung des Serum-Cholesterolspiegels [z. B. 6, 8]

Zunahme durch	Abnahme durch
Nahrungsenergie	polyungesättigte Fettsäuren (Linol-, Linolen- und Eicosapentaensäure)
Fett	Ballaststoffe (Pektine, Cellulose, Hemicellulose)
gesättigte Fettsäuren	pflanzliche Proteine (z. B. der Leguminosen wie Bohnen und Erbsen)
Cholesterol	Körpergewichtsabnahme

Eicosapentaensäure (Makrele, Hering). Schließlich wird die Zuckerkrankheit durch ein Überangebot an Nahrungsenergie, Fett und Zucker erzeugt; Ballaststoffe dagegen wirken entgegengesetzt.

Darüber hinaus sind weitere Zusammenhänge aufgedeckt worden [z. B. 6, 8]:

- Rauchen stimuliert den Nahrungsenergieverbrauch,
- Nahrungsenergie fördert die Fettsucht,
- der Blutserumfettgehalt erhöht sich mit dem Verbrauch an Nahrungsenergie und insbesondere dem an Fetten,
- Bewegungsmangel vermindert den Nahrungsenergieverbrauch und
- der Anteil von Personen mit exzessiv leistungsorientiertem, ungeduldigem und in Belastungssituationen hyperaktivem Verhalten ist bei Herzinfarktpatienten besonders hoch [z. B. 12].

4. Zusammenhang zwischen Ernährung, Risikofaktoren und Erkrankungen

Aus Tab. 7 geht hervor, daß Übergewichtige im Vergleich zu Normalgewichtigen tatsächlich häufiger mit den besprochenen Risikofaktoren und mit Folgeerkrankungen belastet sind. Interventionsstudien an definierten Bevölkerungsgruppen haben nunmehr gezeigt, daß sowohl das gesundheitliche Risiko als auch die Inzidenz von Folgeerkrankungen durch eine richtige Ernährung gesenkt werden können (z. B. Oslostudie, Nordkarelienstudie in Finnland, multifaktorielle Studie und Alameda-Country-Studie in den USA) [z. B. 8].

5. Einfluß der Ernährung während der Schwangerschaft und des Wachstums auf das spätere Leben

Überernährung (Nahrungsenergie, Fett, gesättigte Fettsäuren) kann in jedem Alter zu Übergewicht und zur Herausbildung der genannten Risikofaktoren für die Gesundheit führen. Dabei gibt es in diesem Sinne erblich geprägte Individuen [z. B. 14]. Überernährung vor und nach der Geburt führt in erhöhtem Maße zu Übergewicht. Gleichzeitig erhöht sich in auffälliger Weise der Appetit [z. B. 15, 16]. Bei Säuglingen männlichen Geschlechts von Müttern,

Tabelle 7 Häufigkeit von Risikofaktoren und Erkrankungen bei Fettsüchtigen im Vergleich (%) zu Normalgewichtigen [13]

Relatives Körpergewicht		Hohe Serum-cholesterol- u. -fettspiegel	Zucker-krank-heit	Bluthoch-druck	Herz-Durch-blutungs-störungen	Gicht
Frauen	90 — 109	8.3	2.9	9.9	13.0	2.2
	120 — 139	15.3	7.5	15.3	17.9	2.9
	> 140	21.4	13.6	25.5	36.0	4.6
Männer	90 — 109	8.7	0.9	16.1	18.8	1.1
	120 — 139	18.3	8.0	23.3	24.1	1.3
	> 140	34.4	16.1	32.2	41.9	6.1

die während der ersten sechs Monate der Schwangerschaft unterernährt waren, wurden ebenfalls vermehrt erhöhter Appetit, Überernährung und Übergewicht angetroffen [z. B. 17]. Allerdings ist gleichfalls deutlich geworden, daß Säuglinge beiderlei Geschlechts mit relativ niedrigem Geburtsgewicht meistens über einen „normalen" Appetit verfügen und nicht übergewichtig werden [z. B. 15].

Unterernährung des Säuglings führt zu gesteigertem Appetit und in der Aufholphase zu erhöhtem Fettansatz und Übergewicht [z. B. 15]. Übergewicht im ersten Lebensjahr hat eine Erhöhung der Fettzellgröße und -zahl zur Folge. Eine ausgesprochene Multiplikation der Fettzellzahl ist jedoch erst bei Beginn der Fettsucht nach dem ersten Lebensjahr deutlich auszumachen. Bis zu etwa 50% fettsüchtiger Jugendlicher sind indessen schon im ersten Lebensjahr fettsüchtig [z. B. 18].

Mit zunehmender Dauer des Übergewichtes beim Säugling, Kind und Jugendlichen steigt das Risiko, ein fettsüchtiger Erwachsener zu werden, und zwar mit Folgeerscheinungen wie Zuckerkrankheit, zu hohe Serumfettwerte und Herz-Kreislauf-Erkrankungen. Es gibt Hinweise, daß bei Säuglingen dieser Effekt auch von der Geschwindigkeit des Gewichtszuwachses beeinflußt wird [z. B. 15, 18].

Schließlich ist noch die Pubertätsmagersucht zu nennen, die vor allem bei Mädchen auftritt. Sie entsteht durch Unterernährung. Mit der Ausbildung von Untergewicht kommt es offenbar zur Fehlregulation von Appetit und Sättigung, und zwar bis zu Aversionen gegenüber den Lebensmitteln selbst [z. B. 19].

Literaturhinweise

[1] Das Gesundheitswesen der DDR 1985, S. 123, Inst. f. medizin. Statistik und Datenverarb., Berlin 1985
[2] FAO production yearbook **40** (1986) 245, FAO, Rom 1987
[3] Statistisches Jahrbuch der BRD 1986, S. 650 und 699, Statistisches Bundesamt, Wiesbaden 1986
[4] Statistisches Jahrbuch der BRD 1983, S. 697, Statistisches Bundesamt, Wiesbaden 1983
[5] B. Biró and L. Romics, Fat Science 1983, S. 51, Akadémiai Kiadó, Budapest 1985
[6] H. Schmandke und R. Noack, Ernährungsforschung **25** (1980) 161
[7] H. B. Brewer, E. J. Schaefer, L. A. Zech und J. C. Osborne in: Lipoproteine und Herzinfarkt, S. 7, Verlag Gerhard Witzstrock, Baden-Baden 1979
[8] F. H. Epstein, Ernährungsumschau **31** (1984) 208
[9] B. N. Ames, Science **221** (1983) 1256
[10] D. A. McCarron, C. D. Morris, H. J. Henry and J. L. Stanton, Science **224** (1984) 1392
[11] W. H. Hauss, Umschau **83** (1983) 626
[12] M. Haider und M. Koller, Umschau **83** (1983) 430
[13] I. Hunecke und W. Reuter, Z. gesamte innere Med. Grenzgeb. **36** (1981) 145
[14] A. J. Stunkard, T. I. A. Sørensen, C. Hanis, T. W. Teasdale, R. Chakraborty, W. J. Schull and F. Schulsinger, New Engl. J. Med. **314** (1986) 193
[15] G. Dörner, Bibl. Nutr. Dieta **31** (1982) 19
[16] E. M. Widdowson, Second European Nutrition Conference, S. 76, S. Karger, München 1977
[17] A. P. Jones and M. I. Friedman, Science **215** (1982) 1518
[18] U. Spahn, W. Plenert, V. Hesse, G. Knöll, E. Petrich and E. Kauf, Bibl. Nutr. Dieta **31** (1982) 61
[19] W. Blech in: Trends in der enteralen und parenteralen Ernährung, S. 156, Sonderdruck des VEB Berlin-Chemie 1987
[20] Statistisches Jahrbuch der DDR 1987, S. 383, Staatliche Zentralverwaltung für Statistik, Berlin 1987

Prof. Dr. H. Schmandke
Zentralinstitut für Ernährung der AdW der DDR
Arthur-Scheunert-Allee 114/116, Bergholz-Rehbrücke, DDR-1505

J. Schulze, M. Friedrich, F.-K. Grütte

Mikrobieller Abbau und biochemische Effekte von Ballaststoffen im Intestinaltrakt

Ballaststoffe sind Nahrungsbestandteile, die der Dünndarmverdauung entgehen und in den Dickdarm gelangen. In den meisten Fällen handelt es sich dabei um Stütz- und Gerüstsubstanzen pflanzlicher Zellen, die durch menschliche Verdauungsenzyme grundsätzlich nicht hydrolysierbar sind („obligate Ballaststoffe"). Andere, prinzipiell im Dünndarm verdauliche Substanzen können aus verschiedenen Gründen zumindest partiell ebenfalls in den Dickdarm gelangen (z. B. Stärke, Lactose) und hier als Ballaststoff wirken („potentielle Ballaststoffe") [1]. Während Ballaststoffe den Magen und Dünndarm unbeschadet passieren und damit auch ihre Eigenschaften nicht oder nur unwesentlich ändern, stehen sie im Dickdarm der Darmflora als Substrat für ihren Stoffwechsel zur Verfügung. Entsprechend der mikrobiellen Enzymausstattung erfolgt der Abbau.

Ballaststoffe können während der gesamten Magen-Darm-Passage verdauungsphysiologische Vorgänge beeinflussen. Im proximalen Intestinatrakt sind vor allem die physikochemischen Eigenschaften der Ballaststoffe für das Auftreten spezifischer Effekte verantwortlich [2]. Distal wirken sie zusätzlich oder überhaupt erst über den bakteriellen Stoffwechsel auf den Makroorganismus. Auf entsprechende Zusammenhänge soll im folgenden eingegangen werden.

Anaerober Abbau von Ballaststoffen im Colon

Das Colon bietet günstige Bedingungen für den mikrobiellen anaeroben Abbau von Ballaststoffen:

- Die Verweildauer des Chymus ist im Colon um ein Mehrfaches länger als in den davorliegenden Magen-Darm-Abschnitten.
- Das Colon beherbergt eine Vielzahl von Mikroorganismen, die mit Enzymmustern zur Hydrolyse von Ballaststoffen ausgestattet sind.
- Anatomisch-physiologische Verhältnisse im Colon garantieren die Aufrechterhaltung einer durchgängigen Anaerobiose.

Die Darmflora ihrerseits findet in den Ballaststoffen ein Substrat vor, das nach Hydrolyse und anschließender nichtoxydativer Degradation der Monomeren die notwendige Energie für den bakteriellen Stoffwechsel liefert. Das Ausmaß der bakteriellen Spaltung von Ballaststoffen ist unterschiedlich. Während Lignin auch für die Darmflora praktisch unverdaulich ist, können Cellulose bis zu 45%, Hemicellulosen bis zu 70%, Pektin zu 90 ... 100%, gequollene Stärke und Oligosaccharide zu 100% abgebaut werden [3, 4].

Die Hydrolyse der polymeren Kohlenhydrate erfolgt durch extrazelluläre oder an die Zellwand gebundene (meist auf der Außenmembran sitzende) Bakterienenzyme [5]. Der sich anschließende Prozeß der Verstoffwechselung durch saccharolytische anaerobe Dickdarmbakterien wird als Fermentation bezeichnet. Er führt über die Glykolyse zum Pyruvat als Ausgangspunkt weiterer verschiedener Stoffwechselwege (Abb. 1). Speziesspezifische innere und milieubedingte äußere Faktoren bestimmen, welcher der möglichen Wege eingeschlagen wird, d. h. welche Endprodukte zu welchen Anteilen gebildet bzw. in welchem Umfang sie metabolisiert werden [7]. Die Energieausbeute pro Mol Glukose variiert in

Abhängigkeit vom jeweiligen Stoffwechselweg und reicht von 1 Mol ATP bis mehr als 3 Mol ATP [8].

Dominierende Endprodukte sind die kurzkettigen Carbonsäuren Acetat, Propionat, n-Butyrat und die Gase Wasserstoff, Kohlendioxid und Methan. Weitere mögliche Produkte (teilweise nur intermediär vorkommend) sind Lactat, Formiat, Succinat, Ethanol, Methanol [9, 10]. Das molare Verhältnis der einzelnen kurzkettigen Carbonsäuren zueinander schwankt, bedingt durch Unterschiede im Nahrungsangebot und im mikroökologischen Milieu. Für Acetat, Propionat, n-Butyrat wird summarisch eine Relation von 70:25:15 angegeben [11]. Ausgehend von der für den Pansen aufgestellten Fermentationsgleichung [12]

34,5 mMol Hexose → 48 mMol Acetat + 11 mmol Propionat + 5 mmol Butyrat + 23,75 mmol Methan + 34,25 mmol Kohlendioxid + 10,5 mmol Wasser
(entspricht etwa 6,2 g)

kann man bei einer täglichen Zufuhr von 30 ... 40 g fermentierbarer Ballaststoffe mit der Bildung von 300 ... 400 mmol kurzkettiger Carbonsäuren rechnen.

Lactat zählt zu den im Colon weniger häufig nachweisbaren Endprodukten, möglicherweise eine Folge der pH-Verhältnisse im Intestinaltrakt. Eine Ausnahme bildet der Enddarminhalt des gestillten Säuglings, bei dem unter der Voraussetzung eines sauren pH-Wertes fast ebenso viel Lactat wie Acetat (Verhältnis 1:1,2) nachgewiesen wird [13]. Nur unter sauren Bedingungen ist eine Reihe von Mikroorganismen in der Lage, Monosaccharide zu Lactat zu fermentieren. Im neutralen bzw. alkalischen Milieu produzieren sie vorwiegend Acetat [14].

Unter den anaeroben Bedingungen des Dickdarms haben die Mikroorganismen weiterhin die Möglichkeit, durch den nichtoxydativen Abbau von Aminosäuren Energie zu gewinnen [15]. Dabei entstehen in jedem Falle Amine oder Ammoniak, die als basische Substanzen den Darminhalt alkalisieren. Bei der Degradation von schwefelhaltigen Aminosäuren wird zusätzlich Schwefelwasserstoff gebildet. Der Gesamtprozeß des anaeroben Proteinabbaus wird vor allem wegen dieser Produkte als Fäulnis bezeichnet und ist aus physiologischer Sicht nicht erwünscht. Ein dominierendes Angebot von Monosacchariden, die nach Hydrolyse von Kohlenhydratballaststoffen vorliegen, wirkt dem entgegen und vermindert somit die Bildung von Fäulnisprodukten.

Biochemische Effekte des mikrobiellen Ballaststoffabbaus im Colon

Der anaerobe Kohlenhydratabbau führt zu Änderungen der biochemischen und mikroökologischen Verhältnisse im Colon, aus denen sich Konsequenzen für den Gesamtorganismus ableiten lassen.

Eine *Beeinflussung der Wege zur Stickstoffausscheidung* beruht wahrscheinlich auf folgenden Zusammenhängen. Unter den Bedingungen eines erhöhten Angebots fermentierbarer Kohlenhydrate kommt es zur verstärkten Proliferation bestimmter Bakterien. Der pH-Wert im Colon sinkt zumindest partiell ab. Eine niedrige Pufferkapazität unterstützt diesen Vorgang. Die Bakterienmasse in Colon und Stuhl nimmt zu [16]. Aus dem gesteigerten Bakterienwachstum resultiert eine erhöhte Fixierung von C- und N-Metaboliten in bakterielle Substanzen. Von physiologischer Bedeutung ist die damit verbundene Reduzierung der Ammoniakkonzentration im Colon [17]. In dem Maße, wie die faecale Stickstoffausscheidung ansteigt [18, 19] und das pH in Chymus und Faeces abfällt, kann mit einem verminderten Übertritt von Ammoniak ins Blut gerechnet werden. Eine Entlastung von Leber und Niere hinsichtlich der sonst notwendigen

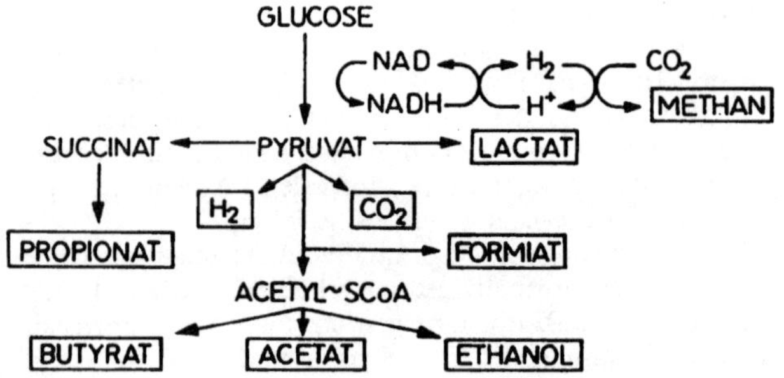

Abb. 1
Stark vereinfachtes Schema des mikrobiellen anaeroben Glucoseabbaus [modifiziert nach 6].
Es sei angemerkt, daß in Abhängigkeit von der Bakterienart auch andere Stoffwechselwege möglich sind und einige der in diesem Schema dargestellten Endprodukte als Substrat Eingang in den weiteren mikrobiellen Stoffwechsel finden.

Harnstoffsynthese und -ausscheidung ist die Folge. Hier ergeben sich Ansatzpunkte für eine diätetische Therapie von Leber- und Nierenerkrankungen.

Unter normalen intestinalen pH-Verhältnissen wird im Colon der überwiegende Anteil an kurzkettigen Carbonsäuren (Acetat, Propionat, n-Butyrat) absorbiert. Nur etwa 3% werden mit den Faeces ausgeschieden [20]. Die Absorption ist konzentrationsabhängig, führt zu Bicarbonatakkumulation und pH-Anstieg im Lumen und hat eine Stimulation der Natrium- und Wasserabsorption zur Folge. In dieser Hinsicht sind die kurzkettigen Carbonsäuren bedeutungsvoll für den Wasser- und Elektrolyttransport in der Colonmucosa. Bevor die Absorption einsetzt, sind kurzfristig niedrige pH-Werte möglich und meßbar. Das Ausmaß der pH-Änderung wird durch puffernde Milieufaktoren beeinflußt. Mit merklichen, dauerhaften pH-Absenkungen im Lumen ist unter diesen Bedingungen nicht zu rechnen [21]. Erst Auslenkungen des gesamten mikroökologischen Systems, die durch Umschaltung auf alternative Stoffwechselwege ein verändertes Spektrum kurzkettiger Carbonsäuren nach sich ziehen (z. B. nach Lactulose- oder Lactosegaben in einem definierten Nahrungsverband), führen zur anhaltenden pH-Erniedrigung [22], einer wichtigen Voraussetzung für die kaskadenförmige Änderung des mikroökologischen Milieus. Eine Schlüsselposition besitzt die Milchsäure, die im Vergleich zu den anderen Carbonsäuren die geringste Absorptionsgeschwindigkeit und den niedrigsten pK-Wert besitzt [23]. Die Stabilisierung des sauren Milieus wird noch dadurch unterstützt, daß unter diesen Bedingungen die Freisetzung von Aminen und Ammoniak als basische Metaboliten des Proteinabbaus praktisch zum Erliegen kommt.

Neben der aus physiologischer Sicht positiv zu bewertenden Absenkung des pH-Wertes im Coloninhalt wird den kurzkettigen Carbonsäuren selbst bei der Prävention verschiedener Krankheitsbilder Bedeutung beigemessen. Sie sind für die Colon-Enterozyten Energiesubstrat [24, 25] und beeinflussen deren Stoffwechsel. n-Butyrat besitzt antineoplastische Aktivitäten. Es verlängert die zelluläre Verdopplungszeit, verzögert Wachstumsraten von menschlichen colorectalen Krebs-Zellinien [26] und beeinflußt die Aktivität zahlreicher zellulärer Enzyme [27]. In-vitro-Untersuchungen zeigen weiterhin, daß Propionat die hepatische und Acetat die periphere Cholesterolsynthese hemmen [28]. Kurzkettige Carbonsäuren sind energiereiche Verbindungen mit einem theoretischen Energiegehalt von 0,204 kcal/mMol Acetat, 0,370 kcal/mMol Propionat und 0,519 kcal/mMol n-Buryrat [29]. Daraus folgt, daß sich Ballaststoffe nach einer mikrobiellen Verstoffwechslung und nach Absorption der Metaboliten indirekt an der Deckung des Energiebedarfs beteiligen können. Unsicherheiten bestehen jedoch noch über den tatsächlichen Energiegewinn [30, 31] aus Ballaststoffen.

Schließlich sei noch auf das unter anaeroben Bedingungen entstehende *reduktive Milieu* verwiesen. Es bildet sich während der Anaerobiose durch einen Überfluß an Elektronen. Intermediärprodukte des anaeroben Kohlenhydratabbaus werden selbst zu Elektronenakzeptoren und damit reduziert. Die Reduktionskapazität im Colon erhöht sich unter diesen Bedingungen weiter und andere zur Elektronenaufnahme befähigte Substrate unterliegen unabhängig ihrer Herkunft ebenfalls einer Reduktion. Derartige Biotransformationen können zu toxischen Metaboliten oder zu detoxifizierenden Aktivitäten führen [32]. Sie werden von Reduktasen und dekonjugierenden Hydrolysen katalysiert. Die Aktivität dieser mikrobiellen Enzyme ist nutritiv beeinflußbar. Fermentierbare Ballaststoffe können die Aktivität stimulieren [33], nichtfermentierbare verdünnen sie [34].

Die intermediären Zusammenhänge zwischen den aus dem mikrobiellen Abbau der Ballaststoffe stammenden Stoffwechselprodukten und dem Makroorganismus sind bei weitem noch nicht lückenlos überschaubar. Vieles ist noch aus Einzelbefunden hervorgegangene Spekulation. Trotzdem bleibt festzustellen, daß die Bedeutung der mikrobiellen Ballaststoffdegradation für den Gesamtorganismus über die Bildung eines weichen voluminösen Stuhls hinausgeht.

Literaturhinweise

[1] Schulze, J., H.-J. Zunft, M. Friedrich, H. Haenel, Ernährungsforschung **33**, 4—6 (1988).
[2] Schulze, J., M. Friedrich: Ernährungsforschung **33**, 49—51 (1988).
[3] Flourie, B., F. Etanchaud, Ch. Florent: Cah. Nutr. Diet **20**, 33—36 (1985).
[4] Soest, P. van: Some factors influencing the ecology of gut fermentation in man. In: Bruce, W. R., P. Correa, M. Lipkin, S. R. Tannenbaum, T. D. Wilkins (Hrsg.) Gastrointestinal Cancer: Endogenous factors. Banbury Report 7, Cold Spring Harbor Lab. 1981, 61—69.
[5] Salyers, A. A., J. A. Z. Leedle: Carbohydrate metabolism in the human colon. In: Hentges, D. J. (Hrsg.) Human Intestinal Microflora in Health and Disease. Academic Press; New York, London u. a. 1983, 129—146.
[6] Grossklaus, R.: Nutrit. Res. **3**, 595—604 (1983).
[7] Grütte, F.-K.: Möglichkeiten und Grenzen der Adaptation von Muttermilch unter besonderer Berücksichtigung ihrer mikroökologischen Wirkung. Diss. B-Prom., Rehbrücke 1984.
[8] Gottschalk, G.: Bacteriol Metabolism. Springer Verlag New York, Heidelberg, Berlin 1986.
[9] Rubinstein, R., A. V. Howard, O. M. Wrong: Clin. Sci. **37**, 549 (1969).
[10] Wolin, M. J., T. L. Miller: Carbohydrate fermentation. In: Hentges, D. J. (Hrsg.), Human intestinal microflora in health and disease. Academic Press, New York 1983, 147—165.
[11] Cummings, H. H., W. J. Branch: Fermentation and the production of short-chain fatty acids in the human large intestine. In: Vahouny, G. V., D. Kritchevsky (Hrsg.), Dietary fiber, Basic and chlinecal aspects. Plenum Press, New York, London 1984, 131—149.
[12] Miller, T. L., M. J. Wolin: Amer. J. Clin. Nutrit. **32**, 164—172 (1979).
[13] Gerritsma, K. W., Centraal Instituut voor Voedingsonderzook T. N. O., Utrecht 1954, 186.
[14] Rabotnowa, L. L.: Die Bedeutung physikalisch-chemischer Faktoren (pH und rH) für die Lebenstätigkeit der Mikroorganismen. Gustav Fischer Verlag, Jena 1963.
[15] Hespell, R. B., C. J. Smith: Utilization of nitrogen sources by gastrointestinal tract bacteria. In: Hentges, D. J. (Hrsg.): Human intestinal microflora in health and disease. Academic Press, New York 1983, 167—187.
[16] Stephen, A. M., J. H. Cummings: J. Med. Microbiol. **13**, 45—56 (1980).
[17] Cummings, J. H., A. M. Stephen, W. J. Branch: Implications of dietary fiber breakdown in the human colon. In: Bruce, W. P., P. Correa, M. Lipkin, S. R. Tannenbaum, T. D. Wilkins (Hrsg.): Gastrointestinal Cancer: Endogenous Factors. Banbury Rep. 7, Cold Spring Harbor Lab. 1981.
[18] Stephen, A. M., J. H. Cummings: Nature **284**, 283—284 (1980).
[19] Stephen, A. M., J. H. Cummings: Proc, Nutrit. Soc. **38**, 141 A (1979).
[20] Cummings, J. H.: Scand J. Gastroenterol. **19**, Suppl. 93, 89—99 (1984)
[21] Stephen, A. M., J. H. Cummings: Gastroenterology **80**, 1284 (1981).
[22] Grütte, F.-K., J. Schulze, H.-J. Zunft, W. Müller-Beuthow, H. Gärtner, H. Haenel: Nahrung **31**, 413—419 (1987).
[23] Umesaki, Y., T. Yajima, K. Tohyama, M. Mutai: Pflügers Arch. **379**, 43 (1979).
[24] Engelhardt, W. von, G. Rechkemmer: The physiological effects of short chain fatty acids in the hindgut. In: Wallace, G., L. Bell (Hrsg.): Fibre in human and animal nutrition. Royal Soc. New Zealand. 1983, 149.
[25] Sakata, T.: Brit. J. Nutrit. **58**, 95—103 (1987).
[26] Kim, Y. S., D. Tsao, A. Morita, A. Bella: Effect of sodium butyrate and three human colorectal adenocarcinoma cell lines in culture. In: R. A. Malt, R. C. N. Williamson (Hrsg.): Colonic carcinogenesis. Falk Symposium 31, MTP, Lancaster 1982, 317.
[27] Prasad, K. N.: Life Sci. **27**, 1351—1358 (1980).
[28] Chen, W. J. L., J. W. Anderson: Hypocholesterolemic effects of soluble fibers. In: Vahouny, G. V., D. Kritchevsky (Hrsg.): Dietary fiber.Basic and clinical aspects. Plenum Press, New York, London 1986, 275—286.
[29] Scheppach, W., H. Kasper: Akt. Ernährungsmed. **12**, 221—223 (1987).
[30] Göranzon, H., E. Forsum: J. Nutrit. **117**, 267—273 (1987).
[31] Wisker, E., A. Maltz, W. Feldheim: Getreide, Mehl, Brot **41**, 340—344 (1987).
[32] Rowland, I. R.: Proc. Nutr. Soc. **40**, 67—74 (1981).
[33] Rowland, I. R., A. Wise, A. K. Mallett: Food Cosmet. Toxicol. **21**, 25—29 (1983).
[34] Mallett, A. K., A. Wise, I. R. Rowland: Arch. Toxicol. **52**, 311—317 (1983).

Dr. J. Schulze, Doz. Dr. sc. M. Friedrich,
Dr. sc. F.-K. Grütte
Zentralinstitut für Ernährung der Akademie der Wissenschaften der DDR
Arthur-Scheunert-Allee 114/116
Bergholz-Rehbrücke, 1505

B. GASSMANN

Zur Beurteilung des Vitaminversorgungszustandes[1]

Teil III: Ergänzende Angaben zu den wasserlöslichen Vitaminen

Vitamin B_1

Die Bestimmung der Transketolaseaktivität in Erythrozytenhämolysaten ist die empfindlichste und gängigste Methode zur Feststellung des Thiaminstatus, obwohl es Isoenzyme der Transketolase mit unterschiedlicher Ansprechbarkeit auf Thiaminpyrophosphat (TPP) gibt. Bei unzureichender Thiaminversorgung ist sie zumindest ebensobald erniedrigt wie die Thiaminausscheidung mit dem Harn und weit eher, als sich der Thiaminmangel im Pyruvatblutspiegel

[1] Teil I und II. Ernährungsforschung **33** (1988) Nr. 4 und Nr. 5

oder gar mit klinischen Symptomen bemerkbar macht, und sie ist unabhängig von der Zufuhr anderer Vitamine.

Da sie jedoch eine beträchtliche Variationsbreite aufweist und sich die individuellen Werte erst bei hohen Thiaminzufuhren angleichen, ist die Erhöhung der Transketolaseaktivität durch eine In-vitro-Zugabe von TPP aussagekräftiger. Die Aktivität vor der Zugabe wird zumeist mit ETK_0 und die nach der TPP-Zugabe mit ETK (+TPP) bezeichnet. Als Ausdruck für den Aktivierungseffekt ergibt sich

$$\alpha - \text{ETK} = \frac{\text{ETK}\,(+\ \text{TPP})}{\text{ETK}_0}.$$

Der Quotient bedarf zu seiner Bestimmung keiner standardisierten Methode.

Vitamin B_2

Als akzeptable Riboflavinausscheidung im Harn sind neuerlich 11 µmol/mol Kreatinin vorgeschlagen worden [28]. Der Harntest gilt zwar als brauchbar für vergleichende Untersuchungen an Bevölkerungsgruppen, aber wenig geeignet für solche an Einzelpersonen. Das trifft insbesondere für die untere Grenze der Normalausscheidung zu, wo der Test ziemlich unempfindlich ist.

Populärer, weil spezifisch und einfach durchführbar, ist zur Beurteilung des Riboflavinstatus der dem Riboflavin bzw. dessen aktiven Formen eigene Enzymfunktionstest. Bei ihm wird durch spektrophotometrische Messung der $NADPH_2$-Oxydation die Aktivität der Erythrozyten-Glutathionreduktase (EGR) bestimmt:

$$\text{GSSG} + \text{NADPH}_2 \xrightleftharpoons{\text{EGR}} 2\,\text{GSH} + \text{NADP}$$

(GSSG = oxydiertes, GSH = reduziertes Glutathion). Durch In-vitro-Zugabe von FAD wird die bei Riboflavinmangel herabgesetzte EGR-Aktivität normalisiert. Kenngröße des Versorgungszustandes ist der Aktivierungskoeffizient α:

$$\alpha\text{-EGR} = \frac{\text{Aktivität 10 min nach FAD-Zugabe}}{\text{Aktivität nach 10 min ohne FAD-Zugabe}}$$

Das annehmbare obere Limit für den Aktivierungskoeffizienten hat Bates [29] kürzlich zusammenfassend mit 1,3 beziffert, obwohl früher zumeist Werte von 1,1 — 1,2 und für ältere Personen auch von 1,4 vorgeschlagen worden sind.

Fehlinterpretationen der EGR-Aktivität und ihrer Steigerung durch FAD-Zugaben können bei Thalassämie (verändertes Apoenzym mit verminderter Bindungsfähigkeit zum Coenzym) und bei Mangel an Glucose-6-phosphat-Dehydrogenase (erhöhte FAD-Konzentration in den Erythrozyten) vorkommen.

Zwischen α und der Riboflavinausscheidung im Harn, dem Riboflavinspiegel im Blut (von der aktuellen Riboflavinaufnahme abhängig) und in Erythrozyten (depotabhängig), dem Hb-Gehalt und Hämatokritwert des Blutes sowie dem Auftreten klinischer Anzeichen von Riboflavinmangel bestehen Korrelationen; diese sind jedoch mehr oder weniger eng. Dementsprechend schwanken auch die Angaben über den Grenzwert von α in bezug auf eine unzureichende Riboflavinversorgung. Als besonders schwach haben sich Korrelationen zwischen dem Glutathionreduktase-Test und klinischen Mangelsymptomen bei Einzelpersonen in einer homogenen Population erwiesen [29].

In vergleichenden Untersuchungen an jungen Männern ist gefunden worden, daß bei herabgesetzter Riboflavinaufnahme die auf Kreatinin bezogene Harnausscheidung bereits nach zwei Wochen steil abfällt, wohingegen der FAD-Effekt erst nach 8 Wochen maximale Werte erreicht. Quantitativ erfaßt darum der Enzymfunktionstest besser eine marginale als eine mangelhafte Riboflavinversorgung.

Vitamin B_6

Die erste funktionsbezogene und bis etwa 1965 bevorzugte biochemische Methode zur Erkennung von Vitamin-B_6-Mangel war der Tryptophanbelastungstest. Sicher, empfindlich und dennoch leicht zu handhaben, eignet er sich gut zur routinemäßigen Individualdiagnose. Nach der Aufnahme von 2 oder zumeist von 5 g L- bzw. 10 g D, L-Tryptophan werden im 24-h-Harn Kynurenin, 3-Hydroxykynurenin, Kynurensäure, Acetylkynurenin und/oder Xanthurensäure bestimmt. Normalerweise werden mit dem Harn weniger als 40 mg, bei Vitamin-B_6-Mangel jedoch bis zu 350 mg Xanthurensäure ausgeschieden. Bei einer Reihe ernsthafter Krankheiten und ständiger Aufnahme von Kontrazeptiva oder Östrogenen kommt es allerdings zu abnormen Ausscheidungsmustern, so daß der Test nur bei gesunden Normalpersonen angewandt werden kann.

Aufwendiger als der Tryptophan- ist der Methionin-Belastungstest (Bestimmung von Homocystin, L-Cysteinsulfinsäure, Taurin und vor allem Cystationin im 24-h-Harn nach Aufnahme von 3 g L-Methionin). Als weitere funktionsabhängige und heute favorisierte Prüfgröße der Vitamin-B_6-Versorgung wird die Aktivität pyridoxalhaltiger Enzyme herangezogen, insbesondere die der Glutamatoxalacetat-Aminotransferase (Aspartat-Aminotransferase) in Erythrozyten. Ähnlich wie bei der Transketolase und Glutathionreduktase kommt es auch hier nach Zugabe der Vitaminwirkform (Pyridoxalphosphat) im Falle mangelhafter Versorgungszustände zu einer Aktivitätssteigerung. Infolge ungenügender Standardisierung der Bestimmungsverfahren sind verschiedenenorts erhaltene Ergebnisse jedoch häufig nicht vergleichbar.

Darüber hinaus spiegeln die Ausscheidung von 4-Pyridoxinsäure und Pyridoxal im Harn (reflektiert kürzliche Vitamin-B_6-Aufnahmen) sowie der Pyridoxalphosphatgehalt des Blutserums oder -plasmas und der Erythrozyten (geschlechtsabhängig) die Vitamin-B_6-Versorgung wider. Es besteht allgemeine Übereinkunft darüber, daß zur exakten Beschreibung des Vitamin-B_6-Status mindestens zwei Methoden angewandt werden müssen.

Nicotinsäure/Nicotinsäureamid

Einen funktionsabhängigen Test zur Beurteilung des Nicotinsäure/Nicotinsäureamid-Status gibt es bisher nicht. Bevorzugt wird heute zumeist die Bestimmung des Quotienten von im Harn ausgeschiedenem N_1-Methyl-2-pyridon-5-carbonsäureamid und N_1-Methylnicotinamid. Bei ungenügender Bereitstellung von Nicotinsäure/-amid erscheint das Pyridon schon Wochen vor dem Auftreten klinischer Mangelsymptome nicht mehr im Harn, während die Ausscheidung des methylierten Amids erst danach stark zurückgeht. Pellagraähnliche Hautläsionen und Störungen des Tryptophanstoffwechsels können jedoch auftreten, obwohl sich der Quotient aus den beiden Metaboliten im Normalbereich bewegt.

Pantothensäure

Für eine geeignete biochemische Prüfgröße der Aktivität bzw. Konzentration an Coenzym A und damit der Pantothensäureversorgung wird das Acetylierungsvermögen (z. B. in bezug auf p-Aminobenzoesäure oder Sulfonamide) gehalten. Tierexperimentelle Studien haben indessen gezeigt, daß sich ein beginnender Mangel zunächst mit einer verminderten Pantothensäure-Ausscheidung im Harn ankündigt und biochemische Veränderungen erst in einem späteren Stadium auftreten.

Die im Harn ausgeschiedene Menge an freier Pantothensäure liegt normalerweise bei 9—14 µmol/mol Kreatinin. Berücksichtigt man, daß ein Teil im Harn auch in phosphorylierter Form (4-Phospho-pantothensäure) vorliegt, kommt man zu einer Gesamtausscheidung von gemeinhin 11,5 — 17,5 µmol/mol Kreatinin. Im Gesamtblut schwanken die Normalwerte bei geringen geschlechtsspezifischen Unterschieden zwischen 4,5 und 9 µmol/l.

Biotin

Ein Funktionstest, dessen Brauchbarkeit für den Menschen umstritten ist, beinhaltet die Bestimmung der Pyruvatcarboxylase-Aktivität im Blut. Ursprünglich ist er zur Beurteilung des Biotin-Versorgungszustandes von Geflügel vorgeschlagen worden. Gegen eine allgemeine Anwendung des Tests beim Menschen sprechen u. a. Bedenken, daß zunehmend biotinabhängige genetische Stoffwechselstörungen gefunden werden. Die klassische neonatale Form wird durch eine anormale Holocarboxylase-Synthetase verursacht. Trotz normaler Blut-Biotinspiegel ist die Aktivität der betroffenen Carboxylase herabgesetzt. Verabfolgungen von Biotin können die Ausscheidung anormaler Metaboliten (z. B. von 3-Methylcrotonylglycin und 3-Hydroxyisovaleriat) nicht aufheben.

Die zweite Form der kongenitalen Carboxylasestörung wird durch einen Mangel an Biotinidase ausgelöst. Als Folge davon kann das Endprodukt des Holocarboxylaseabbaus (ε-N-Biotinyllysin, Biocytin) nicht gespalten und körpereigenes Biotin somit nicht wieder verfügbar gemacht werden. Da auch Lebensmitteln entstammendes Biocytin nicht verwertet wird, ist die Krankheit nicht nur durch eine herabgesetzte Carboxylaseaktivität (vor allem in den Lymphozyten), sondern auch durch einen niedrigen Plasmaspiegel an Biotin gekennzeichnet.

Die Ergebnisse von Biotinbestimmungen im Gesamtblut, Serum, Plasma oder Harn hängen stark von der angewandten Methode ab. Mit einer modernen, nicht Mikroorganismen einsetzenden Analytik (protein-bindung assay) sind im Plasma von 30 gesunden Erwachsenen ein Mittelwert von 1260 pmol Biotin/l und ein Streubereich von 660—3300 pmol/l ermittelt worden [30].

Folsäure

Die Erythrozyten-Folatkonzentration reagiert auf Veränderungen in der Folataufnahme relativ spät und wird deshalb seit langem als „austauschträge" bezeichnet. Sie gibt den Folatversorgungszustand über einen längeren Zeitraum wieder. Folsäure wird nämlich im wesentlichen während der Erythropoese in die Vorstufen der Erythrozyten eingebaut. Der einmalig gemessene Erythrozyten-Folatgehalt ist somit ein Ausdruck des durchschnittlichen Folatversorgungszustandes während einer Zeitspanne von vier Monaten, d. h. der mittleren Lebensdauer der Erythrozyten. Von der Serum/Plasma-Folatkonzentration hingegen ist bekannt, daß sie sehr schnell auf eine Folataufnahme reagiert und demzufolge stark zufuhrabhängig ist. Welchem Parameter der Vorzug gebührt, ist noch umstritten.

Bei einer unzureichenden Folatversorgung ist die Zellneubildung limitiert. Als Folge davon tritt eine Übersegmentierung der neutrophilen Granulozyten auf. Das Ausmaß der Segmentierung gibt zwar einen guten Einblick in die Folatversorgungslage, ist aber für die routinemäßige Untersuchung zu zeitaufwendig.

Eine funktionsabhängige Prüfgröße des Folsäuremangels ist die vermehrte Harnausscheidung von Formiminoglutaminsäure. Ist sie größer als 60 µmol/24 h, liegt ein chronischer Mangelzustand vor. Der Test wird empfindlicher, wenn ihm zwei Tage hindurch eine Belastung mit 15 g L-Histidin vorausgeht. Eine Korrelation zu anderen Kenngrößen der Folatversorgung ist allerdings nicht in allen diesbezüglichen Untersuchungen nachweisbar gewesen.

Der Desoxyuridin(dU)-Suppressionstest macht sich die Herabsetzung des Thymidineinbaues in die DNA von Knochenmarkzellen in Gegenwart von dU zunutze. Wird gleichzeitig markiertes Thymidin zugefügt, kommt es zu einem Wettstreit zwischen diesem und dem über die Umwandlung von dUMP zu dTMP entstandenen, nicht markierten dTTP. Dessen Ausmaß spiegelt die Thymidylat-Synthetaseaktivität wider, und die hängt vom verfügbaren Folat in der Knochenmarkzelle ab. Der Test vermag zwischen Folat- und Vitamin-B_{12}-Mangel zu unterscheiden. Im ersten Falle steigert die Zugabe jeder Art von Folat zum Medium die Suppressionsrate. Im zweiten Falle erfolgt die Steigerung durch Zugabe von Methylcobalamin oder Folaten mit Ausnahme von N-5-Methyltetrahydropteroylglutamat (N-5-Methyl-FH_4). In die Routineanalytik hat der Test indessen noch nicht Eingang gefunden, und seine Übertragung auf andere Zellen (z. B. Lymphozyten) ist bisher wenig erfolgreich gewesen.

Vitamin B_{12}

Als Prüfgrößen des Vitamin-B_{12}-Versorgungszustandes sind der Serum/Plasmaspiegel, die Ausscheidung im Harn, die Plasma-Clearance von i. v. injiziertem Vitamin B_{12}, die B_{12}-Retention, die Aktivität der Lactat-Dehydrogenase im Serum und die Methylmalonsäureausscheidung im Harn vorgeschlagen worden. Als Normalbereich der Serumkonzentration gelten 0,15 bis 0,65 nmol/l, und im Harn werden gewöhnlich bis zu 0,18 nmol/24 h gefunden.

Da die Isomerisierung von Methylmalonyl-CoA zu Succinyl-CoA eine spezifisch vitamin-B_{12}-abhängige Reaktion ist, gilt eine vermehrte Ausscheidung von Methylmalonat (insbesondere nach einer Belastung mit Valin) als guter funktionsbezogener biochemischer Hinweis auf eine unzureichende Vitamin-B_{12}-Zufuhr. Die Normalausscheidung beträgt 2,9—3,7 pmol/24 h. Die Methode ist bei einem angeborenen B_{12}-Stoffwechselfehler allerdings nicht anwendbar.

Ähnlich wie bei Folsäure ist naturgemäß auch der Histidinbelastungstest eine brauchbare funktionsabhängige Methode zur Bestimmung des Cobalamin-Versorgungszustandes.

Der Nachweis einer gestörten Absorption erfolgt nach wie vor am besten mit dem Schilling-Test.

Vitamin C

Der renale metabolische Turnover steigt bei einem Plasmaspiegel über 45 µmol/l steil und bei einem solchen über 50 µmol/l nur noch langsam an. Auf Grund dessen wird ein Plasmaspiegel von 45—57 µmol/l (~ 50 µmol/l) für wünschenswert gehalten [31].

Zwischen dem Plasmaspiegel und den Körpervorräten besteht eine lineare Abhängigkeit. Wenngleich der Gesamtvorrat von der aufgenommenen Ascorbinsäuremenge bestimmt wird (z. B. 2,3—2,8 g bei Aufnahme von 200 mg/Tag), kann man davon ausgehen, daß der Pool im adäquaten Versorgungszustand etwa 1,5 g oder 20 mg/kg Körpergewicht beträgt. Bei Rückgang der Körperreserven auf 600 mg sollen psychische Störungen auftreten, und klinische Mangelsymptome werden bei 300 mg erwartet. Die letzten Anzeichen von Skorbut (Hyperkeratose) verschwinden allerdings erst, wenn der Pool wieder auf 1000 mg aufgefüllt ist [Literatur bei 32].

Bei Abnahme des Ascorbinsäurebestandes im Organismus fällt auch der Plasmaspiegel. Liegt er nach Zufuhren von 100—200 mg/Tag und mehr noch bei 80—85 µmol/l, das ist die Sättigungsgrenze, so ist er auf 7 bis 14 µmol/l gesunken, wenn klinische Anzeichen von Skorbut einsetzen. Mit dem Auftreten hypovitaminotischer Zustände in Zusammenhang gebracht worden ist ein Schwellenwert von 20 µmol/l; diesem entsprechen etwa 100 nmol/10^8 Leukozyten [17].

Literaturhinweise

[28] Lambert, W. E. u. a., Clin. Chem. **31** (1985) 1371

[29] Bates, C. J., World Rev. Nutr. Diet. **50** (1987) 215

[30] Horsburgh, T. und D. Gompertz, Clin. Chim. Acta **88** (1978) 215

[31] Hornig, D., Ernährungsforschung **27** (1982) 164

[32] Gaßmann, B. und G. Ulbricht, Ernährungsforschung **28** (1983) 9

Prof. Dr. Berthold Gaßmann
Zentralinstitut für Ernährung der AdW der DDR
Arthur-Scheunert-Allee 114/116
Bergholz-Rehbrücke, 1505

Anhang

Zur Berechnung der in den Teilen II und III mitgeteilten Kennziffern aus anders dimensionierten Literaturangaben sind folgende relative Molekülmassen in Ansatz gebracht worden:

Ascorbinsäure	176,12	Kreatinin	113,12
Biotin	244,32	N_1-Methylnicotinamid	137,16
Calcium	40,08	Pantothensäure	219,24
β-Carotin	536,85	Pyridoxal	167,16
Cholecalciferol	384,65	Pyridoxalphosphat	247,14
Cobalamin	1355,42	4-Pyridoxinsäure	183,16
Dihydroxycalciferol	416,65	Pyridoxol	170,19
Folsäure	441,42	Retinol	286,46
Formiminoglutaminsäure	159,14	Riboflavin	376,38
Hydroxycholecalciferol	400,65	Tocopherol	430,72

R. Weiner, M. Giert, W. Hartig und R. Haupt

Dünndarmresorption bei Malignompatienten und Möglichkeiten der enteralen Ernährungstherapie in der Onkologie

Zu den häufigsten und auffälligsten Symptomen einer Krebserkrankung zählen die fortschreitende Verschlechterung des Ernährungszustandes und die Abnahme der Körpermasse, die zum klinischen Bild der Kachexie führt; diese ist oftmals das vordergründigste Merkmal der Erkrankung. Jeder zweite onkologische Patient verliert bis zu seiner stationären Erstaufnahme 10% seiner ursprünglichen Körpermasse, jeder vierte sogar mehr als 20% [1]. Für die Verschlechterung des Ernährungszustandes spielen sowohl generalisierte Systemeffekte als auch spezifische Einflüsse auf einzelne Organsysteme, wie beispielsweise den Verdauungstrakt, eine Rolle. Die Strahlen- und Chemotherapie sowie die operative Behandlung beschleunigen durch zahlreiche Nebeneffekte häufig die Abnahme der Körpermasse und verschlimmern den Ernährungszustand.

Als eine Ursache für die Mangelernährung Krebskranker wurde wiederholt das Vorliegen manifester Dünndarmresorptionsstörungen angesehen. Die Ergebnisse von Dünndarmfunktionsuntersuchungen waren in ihrer Aussage allerdings widersprüchlich [2, 3]. Da es sich um Ausscheidungstests handelte, die aus heutiger Sicht als methodisch unzureichend anzusehen sind [4], fehlt bislang eine Klärung dieser Fragestellung. Mit der Entwicklung des modifizierten D-Xylose-Tests [5] steht der klinischen Praxis inzwischen ein zuverlässiges und nicht-invasives Verfahren zur Verfügung, mit dem das Ausmaß der enteralen Resorption exakt ermittelt werden kann. Es sollte darum untersucht werden, in welcher Beziehung Krankheitsstadium, Ausbreitungsgrad, histologische Differenzierung und Organlokalisation des Karzinoms zur Dünndarmresorption stehen.

Patientengut und Methode

Bei 54 Patienten, die mit dem modifizierten D-Xylose-Test untersucht wurden, konnte zu einem späteren Zeitpunkt histologisch ein Karzinom gesichert werden. Zum Vergleich der Ergebnisse erfolgten Funktionsuntersuchungen an einer Gruppe gesunder Probanden entsprechenden Alters (Tab. 1). Das Prinzip des modifizierten D-Xylose-Resorptionstests beruht auf einer zeitlich getrennten oralen und intravenösen Verabreichung von 10 g D-Xylose und graphisch-mathematischen Auswertung der Konzentrations-Zeitkurven des Resorbats im Blutserum [5]. Auf der Grundlage eines 4-Kompartment-Modells kann das Ausmaß der Xyloseresorption in Abhängigkeit von der Zeit t mathematisch ermittelt werden (in Absoluteinheiten oder in Prozent der Dosis). Das Ausmaß der Resorption bis zum Erreichen des relativen Maximums der D-Xylose-Konzentrationen im Blutserum nach oraler Applikation (Zeitpunkt t_m) ist ein altersunabhängiger Parameter [1]. Er ermöglicht eine eindeutige Ja-Nein-Entscheidung über das Vorliegen einer Malresorption (Tab. 2). Ebenfalls bestimmbare kinetische Kenngrößen des Resorptionsprozesses bleiben in der vorliegenden Arbeit unberücksichtigt. Weiterhin wurden bei allen Patienten der Alimentationsindex nach Fischer u. a. [6] und der Blutspiegel an Hämoglobin und Albumin ermittelt. Das von uns zur Charakterisierung des Ernährungszustandes inzwischen entwickelte Programm [7] stand uns zum Zeitpunkt der Untersuchungen noch nicht zur Verfügung.

Tabelle 1 Anzahl, Geschlecht und Lebensalter der untersuchten Probanden und Krebskranken

Gruppe	Anzahl	Geschlecht w.	Geschlecht m.	Altersbereich Jahre	Durchschnittsalter Jahre
1 Kontrollpersonen	34	15	19	35—80	60,7
2 Krebskranke	54	24	30	35—80	62,0

Tabelle 2 Beurteilungsschema der Dünndarmresorption im Rahmen des modifizierten D-Xylose-Tests

Bewertungsschema	
Ausmaß der Resorption RR (t_m)	Beurteilung
< 30%	Malresorption
30—50%	Warnbereich („gefährdete Resorption“)
> 50%	Normalbereich

Ergebnisse

Unspezifische allgemeine Tumorsymptomatik und Dünndarmresorption.
38 Patienten wiesen allgemeine Tumorsymptome wie Anämie, Abnahme der Körpermasse (über 2 kg in 2 Monaten) und einen Leistungsknick auf. 16 Patienten mit einem Krebsleiden zeigten keines dieser Symptome. In beiden Gruppen war das Ausmaß der effektiven Resorption von D-Xylose gegenüber Gesunden statistisch signifikant erniedrigt (Abb. 1). Legt man das Beurteilungsschema (Tab. 3) zugrunde, das an Hand des Ausmaßes der Resorption über die Applikationsform der Nährstoffe entscheidet [8], so werden zwischen beiden Gruppen ebenfalls Unterschiede deutlich: Während nahezu drei Viertel der Krebspatienten ohne allgemeine Tumorsymptomatik eine ungestörte Dünndarmresorption aufweisen, können in der zweiten Gruppe weniger als 50 % der Patienten effektiv durch alleinige orale Nahrungszufuhr ernährt werden.

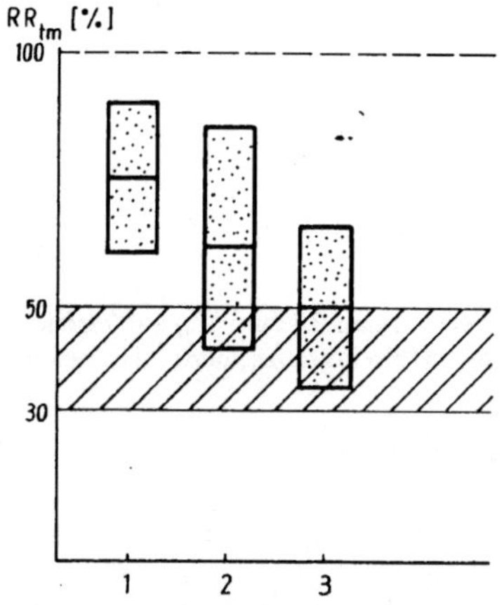

Abb. 1 Ausmaß der Dünndarmresorption (in Prozent der Dosis zum Zeitpunkt t_m) für Gesunde (Gruppe 1, n = 34), Karzinomkranke ohne (Gruppe 2, n = 16) und mit (Gruppe 3, n = 38) allgemeinen Tumorsymptomen (H- und U-Test: zwischen alten Gruppen p < 0,05)

Tabelle 3 Differentialindikation für enterale und/oder parenterale Ernährung in Abhängigkeit von der aktuellen Resorptionsfunktion

Ausmaß der Resorption	Ernährungsform
< 30 %	total parenteral (TPE)
30–50 %	Kombinationsernährung enteral-parenteral
> 50 %	enteral (per os, per Sonde)

Ausbreitungsgrad des Krebsleidens und Dünndarmresorption

In Abhängigkeit vom Ausbreitungsstadium wurden die Patienten gemäß dem TNM-System der UICC [9] differenziert. In der ersten Gruppe lagen lokal begrenzte Tumoren ohne Lymphknotenbefall und Fernmetastasierung (pT_{1-2} No Mo) vor. Die Patienten der zweiten Gruppe wiesen höhere Ausbreitungsgrade ($pT_{>1-2}N_{\geq 1}M_{\geq 1}$) auf. Bei einem Vergleich des Ausmaßes der Dünndarmresorption wurde deutlich, daß die Resorptionsfunktion mit der Ausbreitung des Krebsleidens zunehmend beeinträchtigt war. Während in der ersten Gruppe 75 % der Patienten ohne Einschränkung enteral ernährt werden konnten, waren es bei eingetretener Metastasierung nur noch 47,5 %.

Organlokalisation des Karzinoms und Dünndarmresorption

Die Differenzierung im Ausmaß der Dünndarmresorption zwischen den einzelnen Organtumoren ist aus Abb. 2 zu ersehen. Bei den Mammakarzinomen (Gruppe 8) handelte es sich um nur 2 Patientinnen im höheren Lebensalter, bei denen bereits eine diffuse Metastasierung nachweisbar war. In keinem Fall lag eine Stenosierung in der Ingestapassage vor, die das Ergebnis der Resorptionsuntersuchung hätte beeinträchtigen können. Da die Anzahl der Patienten und der Ausbreitungsgrad des Karzinoms in den einzelnen Organlokalisationen stark differieren, wird auf eine detaillierte Betrachtung verzichtet. Auffällig ist jedoch, daß die an einem Rektumkarzinom Erkrankten (n = 15) die besten Resorptionsergebnisse aufgewiesen haben ($\bar{x}$ = 65,7 %). Das Ausmaß der Resorption ist nur in dieser Gruppe gegenüber gesunden Kontrollpersonen nicht signifikant verschieden (p > 0,05). 80 % der Patienten hatten RR(tm)-Werte im Normbereich. Es war auch die einzige Gruppe, in der das Karzinom in zwei Dritteln der Fälle lokal begrenzt blieb.

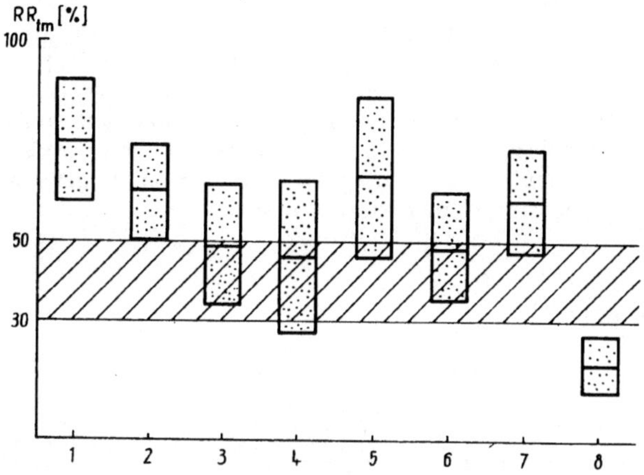

Abb. 2 Vergleich der Mittelwerte mit Standardabweichung von RR (tm) bei 1) Gesunden und Patienten mit Karzinomen, 2) im Ösophagus, 3) im Magen, 4) im Kolon, 5) im Rektum, 6) in der Gallenblase, 7) im Pankreas, 8) in der Mamma.

Histologischer Typ und Dünndarmresorption

Die Zuordnung der Karzinome erfolgte nach 5 histologischen Typen (Abb. 3). Patienten mit Plattenepithelkarzi-

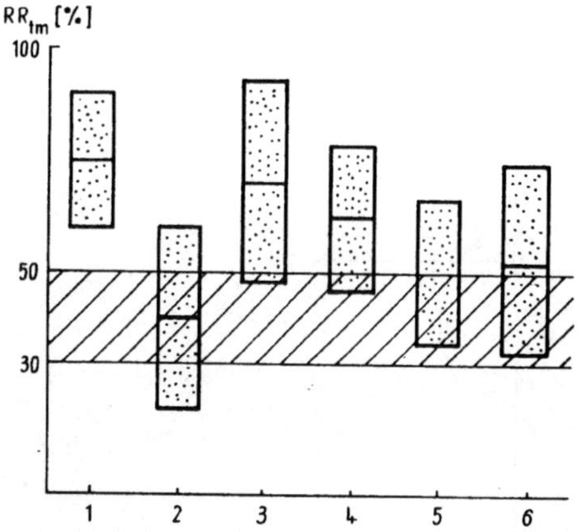

Abb. 3 Vergleich der Mittelwerte mit Standardabweichung von RR (tm) in Prozent der Dosis bei Gesunden (1) und bei Patienten mit Karzinomen unterschiedlichen histologischen Typs: undifferenziertes Karzinom (2), Plattenepithelkarzinom (3), hochdifferenziertes Adenokarzinom (4), mäßig (5) und schlecht (6) differenziertes Adenokarzinom

nomen erreichten im arithmetischen Mittel bis zum Erreichen des relativen Maximums t_m der Serumkonzentrationen ein Ausmaß der Xyloseresorption von 70,7 %. Sie unterschieden sich damit nicht statistisch signifikant von den Patienten der Kontrollgruppe. 80 % der Patienten wiesen Resorptionswerte im Normbereich auf. Beim Adenokarzinom hing das Ausmaß der Resorption deutlich vom Differenzierungsgrad ab. Mit zunehmender Entdifferenzierung entwickelte sich eine Malresorption. Bei den undifferenzierten Adenokarzinomen wurde mit einem arithmetischen Mittelwert von nur 39,7 % das am meisten eingeschränkte Ausmaß der Resorption beobachtet. Die Unterschiede im Resorptionsverhalten zwischen undifferenzierten und hochdifferenzierten Karzinomen sind statistisch signifikant (U-Test: $p < 0,05$).

Beziehungen zwischen paraklinischen Parametern und dem Ausmaß der Resorption

— Hämoglobingehalt des Blutes (Hb)

Die Erfassung einer Anämie ist bereits sehr frühzeitig in die Beurteilung des Ernährungszustandes einbezogen worden. In Abb. 4 werden die Beziehungen zwischen Hb-Konzentration und Dünndarmresorption bei onkologischen Patienten mit und ohne allgemeine Tumorsymptomatik dargestellt. Die überwiegende Mehrzahl der Krebskranken ohne allgemeine Symptomatik weist bei beiden Parametern Normalwerte auf. Völlig andere Verhältnisse liegen dagegen vor, wenn bereits allgemeine Tumorsymptome nachweisbar sind.

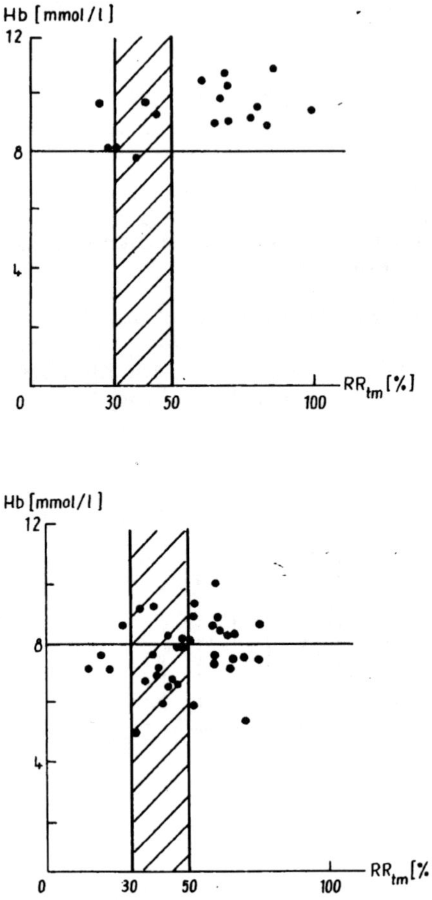

Abb. 4 Ausmaß der Dünndarmresorption RR (tm) (%) im Vergleich mit den Hämoglobin-Konzentrationen (mmol/l) bei Krebskranken ohne (oben) und mit Tumorsymptomen (unten)

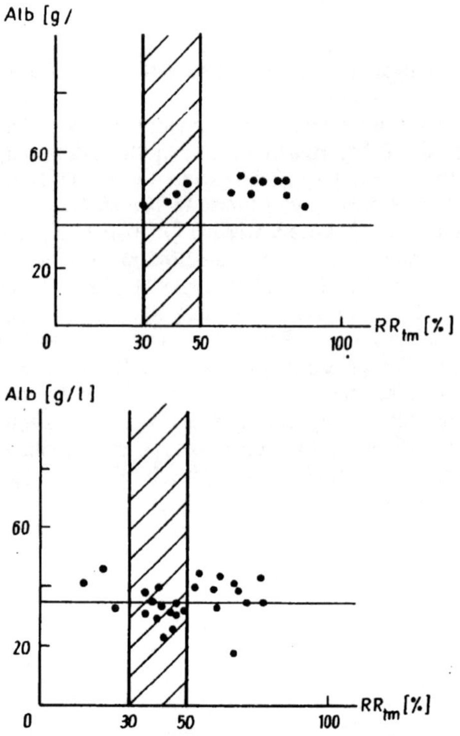

Abb. 5 Ausmaß der Dünndarmresorption RR (tm) (%) im Vergleich mit der Albumin-Konzentration (g/l) bei Krebskranken ohne (oben) und mit Tumorsymptomen (unten)

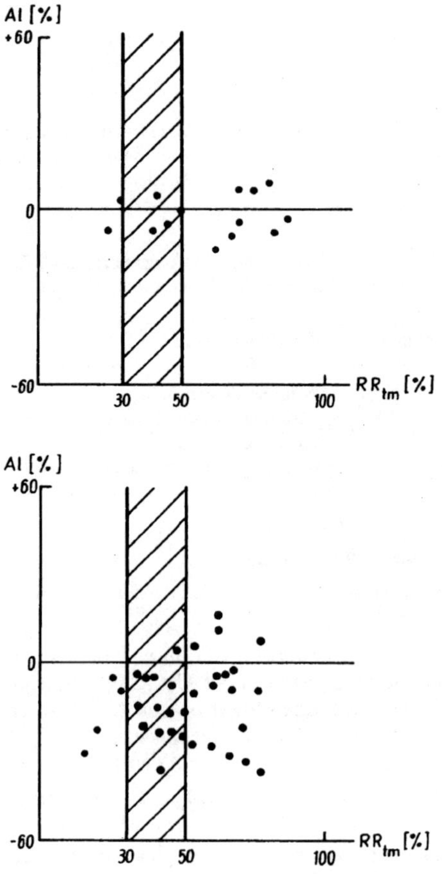

Abb. 6 Ausmaß der Dünndarmresorption RR (tm) (%) im Vergleich mit dem Alimentationsindex (%) bei Krebskranken ohne (oben) und mit Tumorsymptomen (unten)

— Albumingehalt des Blutes (Alb)
Alb-Spiegel und Resorptionsfunktion des Dünndarms zeigen ein analoges Verhalten wie Hb-Gehalt und Dünndarmresorption. Während Patienten ohne allgemeine Tumorsymptomatik keinen Alb-Mangel aufwiesen, zeigte nahezu die Hälfte der Krebskranken mit Tumorsymptomen eine Erniedrigung des Alb-Spiegels (Abb. 5).

— Alimentationsindex und Dünndarmresorption
Im Alimentationsindex werden trotz großer individueller Schwankungsbreite zwischen onkologischen Patienten mit und ohne allgemeine Tumorsymptomatik deutliche Unterschiede sichtbar (Abb. 6); diese lassen auf eine Beziehung zwischen Ernährungszustand und Dünndarmresorption schließen.

Diskussion

Störungen der Nährstoffresorption bei Krebskranken als Ursache der Malnutrition

Das gelegentliche Auftreten von Steatorrhoen und von Proteinverlusten über den Darm weist bei Krebskranken auf Störungen der Verdauung und Resorption hin. Die Symptome sind jedoch sehr inkonstant, so daß ein genereller Zusammenhang zwischen Störungen der Dünndarmfunktionen und Ernährungszustand als zweifelhaft erscheint. Die Ergebnisse von Untersuchungen über morphologische und funktionelle Veränderungen des Dünndarms Krebskranker sind in ihrer Aussage widersprüchlich. Loehry u. a. [10] haben im Duodenum bei 22 von 40 und im Jejunum bei 10 von 40 Krebstoten autopsisch partielle bis totale Zottenatrophien gefunden. Die Befunde haben sich jedoch dünndarmbiotisch nicht bestätigen lassen.

Funktionsuntersuchungen der Dünndarmresorption bei Krebserkrankten sind rar. Dymok u. a. [3] konnten bei 12 von 24 Krebskranken mit dem herkömmlichen Test im Sammelurin eine reduzierte Xyloseexkretion nachweisen. Die fehlende Möglichkeit zur Abgrenzung von Störungen der renalen Eliminationsfunktion schränkt die Aussagekraft des Tests jedoch erheblich ein [4]. Eigene Untersuchungen mit dem modifizierten D-Xylose-Resorptionstest konnten erstmals einen Zusammenhang zwischen Krankheitsstadium des Krebsleidens und Dünndarmresorption aufdecken [11]. Die Eliminationsfunktion des Organismus für D-Xylose durch renale Exkretion (glomeruläre Filtration und partielle tubuläre Reabsorption) und Metabolisierung zeigte zwischen Krebskranken und Gesunden keine statistisch signifikanten Unterschiede. Die Ergebnisse unserer Untersuchungen machen deutlich, daß mit dem Auftreten allgemeiner unspezifischer Tumorsymptome (Körpermassenverlust, Anämie und Leistungsknick) gehäuft Einschränkungen der Dünndarmresorption verbunden sind. Bei „symptomfreien" Patienten kann indessen, wenn auch seltener, ebenfalls eine Resorptionseinschränkung beobachtet werden. Ausbreitungsgrad und histologischer Typ des Karzinoms beeinflussen die Dünndarmresorption nachweislich. Mit einer Metastasierung erhöht sich signifikant die Zahl der Resorptionsstörungen. Bei Adenokarzinomen nimmt die Beeinträchtigung der Resorptionsfunktion mit fortschreitender Entdifferenzierung zu. Damit wird deutlich, daß der biologische Charakter des Neoplasmas neben Tumorausdehnung und Zeitspanne, in der sich der Organismus mit dem Geschwulstleiden auseinandersetzen muß, einen entscheidenden Einfluß auf die Beeinträchtigung des Ernährungszustandes ausübt. Bei Lungenkarzinomtoten mit verhornten Plattenepithelkrebsen und relativ geringer Metastasierung lag sehr oft eine hochgradige Kachexie vor, während bei Verstorbenen mit kleinzellig undifferenzierten Karzinomen trotz ausgedehnter Metastasierung oftmals keine oder nur eine geringgradige Abmagerung bestand. Bei den Plattenepithelkrebsen ist ein langzeitiger Tumorverlauf mit relativ langsamen Wachstum anzunehmen, bei den kleinzelligen Krebsen dagegen verläuft das Geschwulstleiden sehr häufig kurzzeitig und führt rasch zu ausgedehnter Geschwulstabsiedlung.

Die Störung der Dünndarmresorption ist bei der Entstehung einer Malnutrition Krebskranker nur als ein Teilfaktor anzusehen. Sie entwickelt sich in aller Regel in fortgeschrittenen Krankheitsstadien, ohne obligat zu sein.

Die Beeinträchtigung der Dünndarmresorption bei Krebserkrankungen

Die Resorptionsfunktion des Dünndarms und der Ernährungszustand des Organismus stehen in einem engen wechselseitigen Verhältnis zueinander. Ebenso wie eine Malabsorption die Körperzusammensetzung beeinflußt, ist die morphologisch-funktionelle Integrität des Dünndarms vom allgemeinen Ernährungszustand abhängig. Das trifft auf dieses Organ in einem ganz besonderen Maße zu; denn die Dünndarmmukosa zählt zu den regenerationsaktivsten Geweben des Organismus. Die katabol-akzentuierte Stoffwechsellage des Krebskranken beeinträchtigt die Darmschleimhaut mit ihrer extrem hohen Proteinsynthese- und Zellumsatzrate besonders empfindlich. Der schnell wachsende Tumor verbraucht einen großen Anteil an Energie und Bausteinen und entzieht diese dem Wirt. Der Substratverlust an das Karzinom führt zu einem erhöhten Nährstoffbedarf des Krebskranken; dieser ruft bei einer durch Appetitstörungen oder Aversionen verursachten inadäquaten Nährstoffzufuhr eine weitere Verschlechterung des Ernährungszustandes hervor. Daher können bei Patienten mit soliden Karzinomen die Muskelproteinmasse um mehr als 50% und das Körperfett um 30 bis 40% abnehmen [12]. Die Stoffwechselumsatzrate des krebskranken Organismus steigt mit Fieberreaktionen infolge Tumornekrosen, hervorgerufen durch körperfremdes Tumoreiweiß, an. Den gleichen Effekt üben febrile Infektionen aus, die bei Krebskranken wegen der eingeschränkten Immunkompetenz gehäuft auftreten [13, 14]. Die dadurch weiter verstärkte defizitäre Stoffwechsellage beeinträchtigt die morphologisch-funktionelle Integrität des Dünndarms.

Die ungenügende Nahrungsaufnahme vieler Krebskranker übt noch einen weiteren negativen Einfluß auf die Dünndarmmukosa aus. Entgegen früheren Auffassungen ist heute bekannt, daß die Darmschleimhaut für ihren eigenen Stoffwechsel Nährstoffe aus dem Darmlumen bezieht. Unzureichende orale Nahrungszufuhr und Fasten beeinträchtigen darum die Darmfunktionen. Ursache und Wirkung der Resorptionsbeeinträchtigung lassen sich an dieser Stelle nicht mehr voneinander trennen. Mit der Entwicklung einer Malabsorption wird ein Circulus vitiosus eingeleitet, der nur durch eine gezielte Ernährungstherapie zu unterbrechen ist.

Konsequenzen für die Ernährungstherapie bei onkologischen Patienten

Bei der Planung des Ernährungsregimes gelten in der Onkologie folgende Grundprinzipien:

1. Die negative Stickstoff- und Energiebilanz des onkologischen Patienten ist durch eine adäquate Ernährung positiv beeinflußbar. Damit wird die gezielte Ernährung Krebskranker zu einer Therapieform.
2. Bei der Wahl der Ernährungsform ist die der physiologischen am nächsten kommende zu wählen und die nachstehende Reihenfolge einzuhalten:
   — orale Ernährung (Vollkost, Diät)
   — enterale Ernährung (naso-oro-enterale Sonden, Jejunostomie)

— Kombinationsernährung enteral-parenteral
— total parenterale Ernährung (TPE).

3. Chemo- und Strahlentherapie mit gastrointestinalen Nebenwirkungen können eine TPE notwendig machen. Dabei kann durch eine gezielte parenterale Ernährung die Toleranz gegenüber den anderen Therapieformen erhöht werden.

Die enterale Ernährung weist gegenüber der parenteralen grundlegende Vorteile auf. Sie ist ärmer an Risiken und ökonomisch günstiger. Jede Möglichkeit der enteralen Nahrungszufuhr ist somit zu nutzen. Da enterale Resorptionsstörungen, wie sie in fortgeschrittenen Krankheitsstadien beobachtet werden, die Ernährungstherapie ineffektiv oder unmöglich machen, sollte in folgenden Fällen eine Resorptionsprüfung durchgeführt werden:

— bei rapidem Körpermassenverlust,
— beim Vorliegen einer Anämie und/oder eines Albuminmangels,
— bei nachgewiesener lokaler und/oder Fernmetastasierung sowie bei einer fortgeschrittenen Ausdehnung des Primärtumors ($T_{>1-2}N_{\geq 1}M_{\geq 1}$) sowie
— bei undifferenzierten Karzinomen und schlecht differenzierten Adenokarzinomen.

Mit der Ermittlung des aktuellen Ausmaßes der Dünndarmresorption wird eine „maßgeschneiderte" Ernährungstherapie mit maximaler Ausnutzung des enteralen Zufuhrweges möglich (Tab. 3). In Anbetracht der Entwicklung neuer Kostformen stellen mögliche Störungen der Digestionsfunktion für die enterale Ernährung kein Hindernis dar. Der Abbau hochmolekularer Nahrungsbestandteile in niedrigmolekulare durch die Enzymsysteme des Verdauungstraktes kann mit chemisch definierten Diäten (CDD) umgangen werden. Den limitierenden Schritt für den Einsatz von CDD stellt der Resorptionsprozeß dar. Beim Vorliegen einer Maldigestion und gleichzeitig vorhandener resorptiver Kapazität kann die Ernährung mit einer derartigen Elementardiät komplikationslos realisiert werden.

Schlußfolgerungen für die medizinische Praxis

Der Karzinompatient sollte so lange wie möglich, d. h. solange es sein klinischer Zustand und Ernährungsstatus erlauben, oral ernährt werden. Es werden damit die reflektorisch gesteuerten Verdauungsprozesse ebenso wie das wichtige biologische Regulativ Dünndarm-Pfortader-Leber genutzt und damit für eine adäquate Verwertung gesorgt. Weiterhin sind Nahrungsstoffe im Darmlumen für die funktionelle und strukturelle Integrität des Dünndarms von entscheidender Bedeutung. Die Regenerationsfähigkeit der geschädigten Mukosa, beispielsweise infolge einer Strahlentherapie, wird durch enterale Ernährung begünstigt [15]. Zubereitungsform und Frequenz der Mahlzeiten sind den individuellen Gewohnheiten anzupassen.

Mit dem Auftreten allgemeiner unspezifischer Tumorsymptome und dem Nachweis einer Metastasierung nimmt die Häufigkeit von Resorptionsstörungen zu. In solchen Fällen sollten die aktuelle Resorptionskapazität des Dünndarms mit Hilfe des modifizierten D-Xylose-Tests ermittelt und die Ernährungstherapie dem Ergebnis der Funktionsuntersuchung angepaßt werden. Das trifft auch auf die Therapieplanung im Rahmen der künstlichen Ernährung zu. Die Indikation dazu ist immer dann gegeben, wenn ein Patient nicht essen kann, darf oder will. Beim Fehlen von Kontraindikationen für die enterale Ernährung (z. B. akute Pankreatitis) ist diese, wenn immer möglich, einer parenteralen vorzuziehen. Erst mit einer nachgewiesenen Beeinträchtigung der Dünndarmfunktion wird eine enteral-parenterale Kombinationsernährung oder eine total parenterale Ernährung einsetzen müssen.

Literaturhinweise

Die Literaturangaben können von den Verfassern angefordert werden.

MR Doz. Dr. sc. med. R. Weiner
Ärztlicher Direktor des Bezirkskrankenhauses St. Georg
Straße der DSF 141, Leipzig, 7021

Die GfE informiert

Personalia

Wir gratulieren

76 Jahre
Prof. Dr. rer. nat. habil. Josef Herrmann

Berlin-Niederschönhausen, 05. 12. 1988

70 Jahre
VR Prof. Dr. med. vet. habil. Günter Seidel

Berlin, 24. 12. 1988

60 Jahre
Christel Bergemann

Neuenhagen, 26. 11. 1988

Ruth Viertel

Dresden, 26. 11. 1988

Dr. agr. Günter Bugdol

Bad Langensalza, 29. 12. 1988

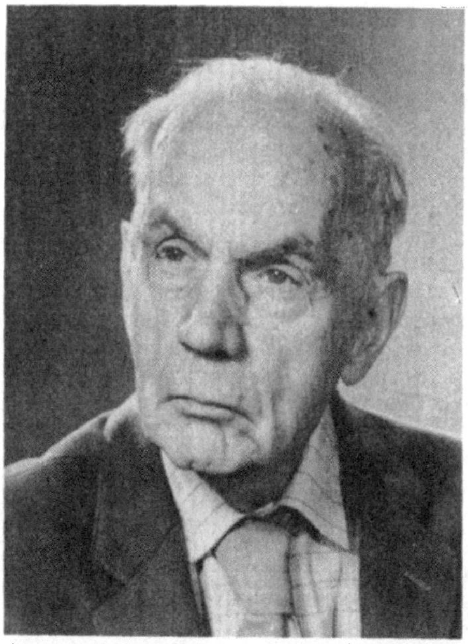

Prof. Dr. Dr. h. c. mult. Kurt Nehring

Prof. Dr. Dr. h. c. mult. Kurt Nehring verstarb am 29. April 1988, einen Monat vor Vollendung seines 90. Lebensjahres. Mit ihm verlieren wir einen national und international hochgeachteten Lehrer und Forscher auf dem Fachgebiet der Tierernährung und Agrikulturchemie. Sein wissenschaftlicher Weg als Agrikulturchemiker begann 1934 mit der Berufung an den gleichnamigen Lehrstuhl der Universität Königsberg und führte über die Universität Jena im Jahre 1936 nach Rostock, wo er Direktor der Landwirtschaftlichen Versuchsstation bis zu deren Auflösung Ende 1963 war. Nach der Befreiung vom Faschismus gehörte Kurt Nehring zu den Mitbegründern der Landwirtschaftlichen Fakultät der Universität Rostock und war hier der erste Ordinarius für Agrikulturchemie und Bodenkunde. Als Gründungsmitglied der Akademie der Landwirtschaftswissenschaften der DDR wurde Kurt Nehring zum Direktor des von ihr neu geschaffenen Oskar-Kellner-Instituts für Tierernährung ernannt. Das wesentlichste wissenschaftliche Werk Nehrings war die Weiterentwicklung der von Oskar Kellner begründeten wissenschaftlichen Futterbewertung, die später zum DDR-Futterbewertungssystem führte. Auf dem Gebiet der Futterbewertung war Kurt Nehring Initiator und aktiver Förderer der internationalen Zusammenarbeit im Rahmen des RGW. In allen seinen wissenschaftlichen Arbeiten verfolgte Kurt Nehring stets ein praktisches Ziel. Er, der letzte große deutsche Agrikulturchemiker, beschäftigte sich neben der Tierernährung und Futtermittelkunde auch mit den aktuellen Fragen der Bodenkunde und Pflanzenernährung. In den drei unter seiner Leitung stehenden Rostocker Instituten konnte Nehring trotz verstärkter Zuwendung zur Tierernährung seinem Grundsatz, der komplexen Beachtung der biologischen Kette Boden-Pflanze-Tier-Mensch, bis zu seinen letzten wissenschaftlichen Arbeiten treu bleiben. In über 450 Publikationen ist das wissenschaftliche Lebenswerk Kurt Nehrings niedergelegt.

Die nationale wie internationale Anerkennung brachte K. Nehring zahlreiche höchste Auszeichnungen und Ehrungen des In- und Auslandes ein; viermal wurde ihm die Ehrendoktorwürde verliehen. Die hohe persönliche Achtung, die ihm von seinen Schülern und ehemaligen Mitarbeitern entgegengebracht wird, resultiert aus der Anerkennung seines enormen Wissens, zweifellos ein Resultat seiner stets intensiven und zielstrebigen Arbeit.

Kurt Nehring fühlte sich der Jugend stets eng verbunden. Trotz seiner zahlreichen Verpflichtungen widmete er sich insbesondere denen, die an der von ihm geleiteten agrikulturchemischen Spezialausbildung teilnahmen. Es war eines seiner Grundprinzipien, all denen, die in der Wissenschaft tätig sein wollten, die Achtung vor der Zahl, vor dem wissenschaftlichen Ergebnis zu vermitteln. Ich hatte die Möglichkeit, bereits meine Diplomarbeit bei ihm zu erarbeiten. Während dieser Zeit wurde meine Haltung zur wissenschaftlichen Arbeit durch Kurt Nehring geprägt. Ich erinnere mich gern daran, wie stolz ich war, als ich nach zweijähriger intensiver Arbeit, begonnen mit selbständig durchgeführten Düngungsversuchen bei Futterkulturen, Verdaulichkeitsversuchen am Schaf, zeitaufwendigen Analysen und Rechenarbeiten als Endergebnis eine Tabelle mit 9 Zahlen vor mir sah. Kurt Nehring war es, der vielen die Liebe zur Wissenschaft vermittelte und den Grundstein für die Entwicklung zahlreicher heute in der Forschung, Lehre und Praxis anerkannter Persönlichkeiten legte.

Wir gedenken seiner Persönlichkeit, verneigen uns vor seinem Lebenswerk und achten und ehren ihn als wissenschaftliches Vorbild. Ein arbeitsreiches Leben hat sich erfüllt, wir werden das Erbe von Kurt Nehring in Ehren bewahren und uns gern an ihn erinnern.

Uwe Herrmann

Aktuelle Informationen

Buchbesprechungen

Gicht — Störungen des Purin- und Pyrimidinstoffwechsels, Grundlagen, Klinik und Therapie

Von Dieter Paul Mertz, Georg Thieme Verlag, Stuttgart und New York, 1987. 5., überarbeitete Auflage, 330 Seiten, 74 Abb., 11 Tab., ISBN 3-13-473605-5; Preis: 36,— DM.

Hyperurikämie und Gicht sind in den letzten Jahrzehnten Diagnosen der täglichen Praxis geworden. In diesem Zeitraum haben neue Erkenntnisse wesentliche Fortschritte für eine subtilere Diagnostik und Therapie, aber auch für die Prophylaxe gebracht. Seit dem ersten Erscheinen 1971 ist dieses Buch mit seiner übersichtlichen Gliederung, seiner umfassenden Darstellung der Problematik und seinen auf das Wesentliche orientierten Aussagen ein intensiv genutztes Arbeitsmittel.

In 21 Kapiteln wird alles, was unmittelbar und mittelbar zum Krankheitsbild Gicht gehört, konzentriert dargestellt. Wichtiges ist herausgehoben, und zusätzliche Informationen werden in Kleindruck gebracht. Besonders hervorzuheben ist das Kapitel „Pathogenese und Biochemie" mit neuen Ergebnissen über Abbau und Verwertung exogener Purinkörper sowie das Kapitel „Behandlung mit Diät". Die Zuordnung von Purinbasen zu Nucleinsäuren, Nucleotiden und Nucleosiden weist hier auf die unterschiedliche Wertigkeit dieser Substanzen für die Purinkörperbelastung des Organismus hin. Es ergeben sich hieraus einige Konsequenzen für die Diätbehandlung. Die Richtlinien der medikamentösen Behandlung geben präzise Auskunft über stadiengerechte Basis-, Kombinations- und Monotherapie.

Eine Literaturübersicht am Ende jeden Kapitels macht es leicht, sich über weitere Details zu informieren.

K. Vetter

Biochemie, Teil II: Spezielle und angewandte Biochemie

Herausgegeben von H.-P. Kleber und D. Schlee. VEB Gustav Fischer Verlag Jena, 1988. 465 Seiten, 160 Abb., 54 Tab., Taschenbuchformat, Broschur; ISBN 3-334-00083-4. Preis: DDR 27,—M, Preis Ausland: 35,—DM.

Entsprechend der Vorankündigung (Ernährungsforschung 32 (1987) 6, 183) liegt nunmehr der Teil II der „Biochemie" vor, der angewandte Aspekte behandelt und auf den im Teil I vermittelten Grundlagen aufbaut.

Die Unterteilung der Hauptkapitel ergibt sich aus den Reichen der Lebewesen. Im ersten Kapitel (Mikrobielle und technische Biochemie) sind Unterkapitel wie „Mikrobielle Produkte", „Immobilisierte Biosysteme", „Energie- und Rohstoffgewinnung" sowie „Prinzipien der Gentechnik und Anwendungsbereiche" besonders hervorzuheben. Das Kapitel 2 behandelt das umfangreiche Gebiet der Pflanzenbiochemie. Im Anschluß daran wird im Kapitel 3 die Frage nach dem Sekundärstoffwechsel beantwortet, wobei eine mögliche zunehmende Bedeutung von z. B. Pflanzenzellen bei der Produktion bestimmter Botanochemikalien nur ableitbar ist. Das Kapitel 4 (ökologische Biochemie) folgt besonders aktuellen Notwendigkeiten, und im 5. Kapitel werden auf lediglich 12 Seiten spezifische Aspekte der Biochemie der Pharmaka erwähnt. Es folgt das umfangreiche Gebiet der „Stoffwechselregulation im tierischen Gesamtorganismus — Organstoffwechsel", aus dem Abschnitte zum Glucoseumsatz, zum Proteinumsatz, zur Verdauung und Resorption oder zur Energiebilanz genannt werden sollen. Im Rahmen der essentiellen Nahrungsbestandteile werden aber z. B. nur die Aminosäuren einer kurzen Betrachtung unterzogen. Als letztes Kapitel schließt sich die „Immunchemie" an, ein Gebiet, das nach wie vor an Bedeutung gewinnt und deren Methoden zum Handwerkszeug eines jeden Biochemikers gehören sollten.

Sicher hätte man sich den Ausbau einiger Kapitel oder Probleme gewünscht, doch das läge möglicherweise außerhalb des erklärten Zieles der Autoren, die Studierenden ausschließlich mit gesicherten Grundlagenerkenntnissen und Grundbegriffen auf dem Gebiet der Biochemie vertraut zu machen. Das ist den Autoren gut gelungen, auch wenn das umfangreiche Material (beide Teile umfassen knapp 1000 Seiten) ein größeres Volumen beansprucht, als ursprünglich geplant worden sein dürfte.

K. J. Petzke

Normaler und gestörter Lipoproteinstoffwechsel und seine Beziehungen zur Arteriosklerose

Von A. N. Klimov und N. G. Niculčeva. VEB Georg Thieme, Leipzig 1987. 1. Auflage, 165 Seiten, 29 Abb., 12 Tab., ISBN 3-7404-0040-4; Preis DDR: 28,— M, Preis Ausland: 42,— DM.

Die Verfasser, bekannte sowjetische Fettstoffwechselforscher, haben die gesicherten Interrelationen zwischen Lipid- und Lipoproteinmetabolismus und Atherogenese zusammengestellt. Dabei macht sich störend bemerkbar, daß die russische Ausgabe des Buches 1984 erschien, der Redaktionsschluß entsprechend vorher erfolgte und somit wichtige neue Aspekte der modernen Lipidologie nicht immer berücksichtigt werden konnten. Um so mehr Anerkennung verdient das Bemühen der DDR-Bearbeiter, einige aktuelle Erkenntnisse in den Text einzufügen. Laufend werden neue Ergebnisse der internationalen Fettstoffwechselforschung publiziert; es sei hier nur an die Verleihung des Nobelpreises 1986 an Brown und Goldstein erinnert!

Die Autoren beginnen ihr Buch mit der Klassifizierung und dem Stoffwechsel der Lipide, Lipoproteine und Apolipoproteine. Das nächste Kapitel „Lipoproteine und Arteriosklerose" befaßt sich mit den bekannten atherogenen Effekten der LDL und VLDL und den vasoprotektiven Wirkungen der HDL. Der Abschnitt über die „Dyslipoproteinämien" beruht im wesentlichen auf der Darstellung der phänotypischen (und inzwischen weitgehend überholten) Einteilung der HLP-Typen. Interessant sind die Beschreibungen der A- und Hypo-Beta- sowie der Dys-Alpha-Lipoproteinämie. Den Hinweisen auf die Labordiagnostik der Dyslipoproteinämien ist zuzustimmen, allerdings besitzt die Lipoproteinelektrophorese nicht mehr die ihr zugesprochene Bedeutung. Auch haben die Feststellungen des Amerikanischen Konsens von 1984 und des Europäischen Konsens von 1986 noch keinen Eingang gefunden. Die Anwendung des

$$\text{„Klimov-Index"} \quad \frac{\text{Gesamt-Cholesterol} - \text{HDL-Cholesterol}}{\text{HDL-Cholesterol}}$$

hat sich klinisch bewährt. Bei Werten von $< 3{,}0$ besteht nur ein geringes atherogenes Risiko. Die therapeutischen Empfehlungen (Diät, Cholestyramin, Nikotinsäurepräparate, Clofibrat, Plasmaphorese) entsprechen weitgehend dem internationalen Standard. Hinweise auf die Rolle der ω-3-Fettsäuren fehlen noch. Dem handlichen und übersichtlich geschriebenen Büchlein sind baldige Neubearbeitung und -auflage zu wünschen, wobei auch ein Sachregister nicht fehlen sollte.

W. Reuter

Grundbegriffe der Ernährungslehre

Von K.-H. Bäßler, W. L. Fekl und K. Lang. Springer-Verlag, Berlin—Heidelberg—New York—London—Paris—Tokyo 1987. 4., überarbeitete Auflage, 211 Seiten, 20 Abb., 68 Tab., ISBN 3-540-17566-0; Preis: 27,50 DM.

Für praktisch und klinisch tätige Ärzte sind solide Kenntnisse über die Ernährung des gesunden und kranken Menschen mitentscheidende Voraussetzungen für eine erfolgreiche Prophylaxe und Therapie weitverbreiteter chronischer Erkrankungen. Die schnelle Entwicklung auf den Gebieten der Biochemie und Physiologie macht es erforderlich, den Kernbereich der Grundbegriffe zum Verständnis ernährungsphysiologischer Probleme ständig zu erweitern und zu präzisieren. Diesem Anliegen dient die nun in 4. Auflage vorliegende Monographie, die im Rahmen der Reihe der Heidelberger Taschenbücher erscheint, in hervorragender Weise.

Die zweckmäßig gegliederte Vermittlung von Grundkenntnissen beginnt mit einer Einführung über Energiegewinnung sowie Synthese und Ersatz von Körpersubstanz und Wirkstoffen. Es folgen die Kapitel: Verdauung und Resorption; qualitative Aspekte der Ernährung; quantitative Aspekte der Nahrung; different wirkende natürliche Bestandteile der Nahrung und Zusatzstoffe; Veränderungen der Lebensmittel durch Zubereitung und Verarbeitung. Im Vergleich zu den bisherigen Auflagen erfolgte eine umfangreiche Überarbeitung dieser Kapitel. Völlig neu geschrieben wurden die Kapitel über Lipide, die Abschnitte über Grundumsatz und über spezifisch-dynamische Wirkung der Nährstoffe. Dieser konzentrierten Darstellung von Grundbegriffen folgen Kapitel zur Fehlernährung als Krankheitsursache, zur Diätetik und zu besonderen Ernährungsformen, zur Physiologie und Pathophysiologie des Hungerstoffwechsels, zum Postaggressionsstoffwechsel und zu Problemen der Welternährung. Ausgewählte Literaturhinweise zum weiterführenden Studium sind nach jedem Kapitel eingefügt.

H.-A. Ketz

Alkoholwirkung beim Menschen

Von H.-J. Mallach, H. Hartmann und V. Schmidt. Georg Thieme Verlag, Stuttgart und New York 1987. 146 Seiten, 2 Abb., 24 Tab., ISBN 3-13-697101-9; Preis: 79,— DM.

Vorliegende Monographie befaßt sich schwerpunktmäßig mit der Kinetik und Dynamik der Alkoholwirkung sowie mit dem Nachweis und der Wechselwirkung zwischen Alkohol und exogenen Wirkstoffen. Nach einem kurzen historischen Rückblick finden zunächst Herstellung und Verwendung von Alkohol sowie die verschiedenen Getränkearten und üblichen Ausschankmengen Berücksichtigung. Die allgemeine Bedeutung des Alkohols wird unter statistischen und soziologischen Aspekten behandelt. Danach liegt der Pro-Kopf-Verbrauch an reinem Alkohol in Frankreich bei 16 l, in Italien bei 13 bis 14 l und in der BRD bei 12 l pro Jahr. Bei aller Unterschiedlichkeit der Auffassungen über den Begriff der Alkoholkrankheit werden annähernde Schätzungen der Anzahl der betroffenen Erwachsenen für die BRD mit 1,5, für Österreich mit 0,5 und für die Schweiz mit 0,12 Millionen angegeben. Unter soziologischen Aspekten wird hervorgehoben, daß Traditionen des Trinkverhaltens im Elternhaus von den Töchtern mehr übernommen werden als von den Söhnen, wobei Mütter das Trinkverhalten in stärkerem Maße prägen als Väter. Zur Problematik „Alkohol am Arbeitsplatz" wird ein Raster zur frühzeitigen Erkennung chronischer Alkoholiker angegeben. Aus einer tabellarischen Zusammenstellung der Alkoholgrenzwerte für den Straßenverkehr geht hervor, daß diese z. B. für die UdSSR, die DDR und die ČSSR mit Null Promille, für Finnland, Norwegen und Schweden mit 0,5 Promille und für die BRD, Frankreich und Großbritannien mit 0,8 Promille festgelegt sind.

Versuche über die Wechselwirkungen zwischen Nahrungszufuhr und Alkoholresorption, gemessen am Blutalkoholspiegel, ergaben, daß eine Dosis von 0,75 g Alkohol pro Kilogramm Körpergewicht eine Minute nach Einnahme einer Standardmahlzeit (1000 kcal) einen steilen Anstieg der Blutalkoholkurve zur Folge hat. Ein resorptionsverzögernder Effekt zeigt sich erst, wenn die Alkoholaufnahme eine Stunde nach Einnahme der Standardmahlzeit erfolgt. Wird Alkohol bei alimentärer Nüchternheit vor der Einnahme einer Mahlzeit konsumiert, so kommt es bis zwei Stunden nach der Nahrungszufuhr zu einer Beschleunigung der Alkoholoxydation und damit auch zu einer beschleunigten Senkung des Blutalkoholspiegels.

Weitere Kapitel über die Pharmakodynamik des Blutalkoholspiegels, über besondere Einflüsse auf Alkoholaufnahme, -verteilung, -abbau und -ausscheidung, über den Alkoholnachweis im Körper, über die Pharmakodynamik der Alkoholwirkung, die Alkoholvergiftung und die Wechselwirkungen zwischen Alkohol, Arzneimitteln und Ernüchterungsmitteln spiegeln den derzeitigen Wissensstand angemessen wider.

H.-A. Ketz

Diättherapie, Lehrbuch mit Anwendungskonzepten

Von Marie-Luise Götz und Udo Rabast, Georg Thieme Verlag, Stuttgart, New York 1987. 320 Seiten, 23 Abb., 122 Tab., ISBN 3-13-686501-4 Preis: 78,— DM.

Ein praxisnahes, übersichtliches Werk, das gleichermaßen für Diätassistenten und Ärzte ein wertvoller Leitfaden und Ratgeber ist. Die einleitenden Kapitel geben knapp und prägnant Auskunft über die Ernährung des Gesunden im Erwachsenen- und Kindesalter. Anschließend werden in kurzen Kapiteln die Grundlagen der Diätetik besprochen, wobei ausführliche Erläuterungen und Durchführungshinweise zur gastroenterologischen Basisdiät, auch leichte Vollkost genannt, gegeben werden. Grundlagen der Diättherapie und ausführliche Ernährungshinweise mit Tageskostplanbeispielen für die einzelnen Krankheitsbilder sind das Charakteristikum der folgenden Kapitel des Hauptteils „Klinik und Diättherapie". Dabei werden die Richtlinien des Rationalisierungsschemas der Deutschen Arbeitsgemeinschaft für klinische Ernährung und Diätetik berücksichtigt. Der pädiatrischen Diätetik ist ein eigenes Kapitel gewidmet.

Auf das Wesentliche konzentrierte Tabellen und Hervorhebungen im Text erlauben eine rasche Information, sind aber auch gleichzeitig ausgezeichnete Hilfen für in der Diätetik Auszubildende.

K. Vetter

Bewußt essen

Von R. Sempach, S. Jacob und M. Schär. Herausgeber: Schweizerische Vereinigung für Ernährung, Bern 1987. 65 Seiten; Preis: 4,50 Sw.fr.

Die Broschüre enthält wichtige Informationen und Anleitungen für eine gesunde Ernährung. Sie ist für jedermann leicht verständlich und richtet sich an alle, die ihr Ernährungswissen erweitern und vertiefen wollen. Einleitend wird ein Überblick über die Entwicklung der menschlichen Ernährung im Zusammenhang mit den gesundheitlichen Folgen gegeben, die durch Veränderungen der Ernährungssituation entstanden sind. In anschaulicher Weise werden Zusammensetzung und ernährungsphysiologische Eigenschaften empfehlenswerter Lebensmittel dargestellt. Ein kleines Ernährungslexikon über Grundbegriffe der Ernährung beschließt die gelungene populärwissenschaftliche Broschüre.

H.-A. Ketz

Technologie im Gaststätten- und Hotelwesen

Von Hans Stündel und Kollektiv. Verlag für die Wirtschaft, Berlin 1987. 324 Seiten, 85 Schemata, 19 Abb., 60 Tab., ISBN 3-349-00179-3; Preis: 21,— M.

Dieser Titel löst das in 5 Auflagen erschienene Fachbuch von H. Stündel „Technologie und Technik im Gaststättenwesen" in aktualisierter Form ab. Bei der Überarbeitung haben sich die Autoren davon leiten lassen, daß die Technologie im Gaststätten- und Hotelwesen mit ihren Mitteln und Methoden einen maßgeblichen Beitrag zur Erhöhung der Versorgungswirksamkeit und ökonomischen Effektivität sowie zur Verbesserung der Arbeits- und Lebensbedingungen zu leisten hat. Erkenntnisse aus langjähriger Lehr- und Forschungsarbeit kommen dabei dem Werk zugute. Es ist besonders zu begrüßen, daß Möglichkeiten der Mikroelektronik für die Prozeßrationalisierung in Ansätzen behandelt werden. Es wird weiteren Auflagen vorbehalten bleiben, im Rahmen dieses Problemkreises praxisorientierten Lösungswegen mehr Raum zu geben.

Die ersten beiden Abschnitte befassen sich mit Gegenstand, Inhalt, Aufgaben und Grundfragen der Technologie im Gaststätten- und Hotelwesen. Im dritten Abschnitt wird auf Fragen der Planung und Projektierung von technologischen Prozessen und von Einrichtungen in diesem Bereich eingegangen. Im Mittelpunkt des Buches wird die Technologie der zentralisierten Speisenproduktion, der Speisenproduktion in Endküchen, des Getränkeausschankes und der Getränkeherstellung, des Absatzes von Speisen und Getränken sowie die Technologie der Beherbergungsdienste behandelt. Technologische Beispiellösungen für Einrichtungen der Gemeinschaftsverpflegung schließen sich an. Das Buch wird mit einer Zusammenstellung von Küchenausrüstungen der DDR-Produktion und einem Sachwortverzeichnis abgeschlossen.

Das didaktisch übersichtlich gestaltete Fachbuch stellt nicht nur für Studenten an Hoch- und Fachschulen einen wertvollen Wissensspeicher dar, sondern kann auch als Nachschlagewerk für leitende Mitarbeiter im Hotel- und Gaststättenwesen sowie allen Bereichen der Gemeinschaftsverpflegung dienen.

H.-J. Goetze

Der Personalcomputer 1715

Von R. Zeth und Autorenkollektiv. Herausgegeben vom VEB Kombinat Robotron. Verlag Die Wirtschaft, Berlin 1987. 1. Auflage, 223 Seiten, 11 Fotos, 40 Abb., 43 Tab., ISBN 3-349-00231-5; Preis: 14,— M.

Die vorliegende Broschüre erläutert in gedrängter Form die Hard- und Software des PC 1715 und ist für Leser, die schon Vorkenntnisse in der Rechentechnik haben, ein gutes Hilfsmittel zum Kennenlernen des Gerätes, weniger dagegen für den Neuling auf dem Gebiet der Datenverarbeitung.

Zu viele fachspezifische Fremdwörter, die meist einfacher erklärt werden könnten, machen den Text für den Anfänger stellenweise unverständlich. Zum Verstehen des Textes muß der Leser bestimmte Grundkenntnisse besitzen, z. B. über

— Datenverarbeitung, dabei speziell Kenntnisse über Mikroprozessoren und deren Systemkomponenten,
— Aufbau und Struktur eines Mikrorechners,
— diverse Betriebssysteme und deren Funktionen.

Für den Neuling sind lediglich die Punkte 5, 6 und 7 von Interesse, da hier Informationen zu den Einsatzmöglichkeiten des PC 1715 in allgemeinverständlicher Form gegeben werden. Der Hardwareteil (Punkt 1) ist zu ausführlich. Für den Anfänger wäre eine Auflistung aller Gerätekomponenten mit einer kurzen Erklärung der Funktionsweise und der Einsatzmöglichkeiten ausreichend gewesen. Im Softwareteil (Punkte 2, 3 und 4) hätte der Erläuterung von Grundbegriffen mehr Platz eingeräumt werden müssen. Ein Vergleich der 3 Betriebssysteme SCP, BROS und JAMB ist nicht unbedingt erforderlich, da sich auch in der DDR der Trend zur Nutzung von CP/M-kompatiblen Betriebssystemen immer mehr durchsetzt und Betriebssysteme wie BROS oder JAMB nur eine untergeordnete Rolle spielen.

M. Seydewitz

Aus neuen Monographien

Stand und Trends im Ernährungsverhalten

Im Rahmen der international an Bedeutung gewinnenden Forschungsrichtung Ernährungsverhalten, d. h. Nahrungsmittelbeschaffung, Zubereitung und Verzehr, wird eine aktuelle, vielschichtige, mit Gewinn zu lesende, wissenschaftlich wie praktisch gleich bedeutsame Information gegeben. Der erste Komplex befaßt sich mit den Determinanten der Richtung, Struktur und Trends im Ernährungsverhalten, in Angebot und Nachfrage verschiedener Lebensmittelgruppen. Einige Thesen: „Der Konsum orientiert sich vor allem am Verbraucherverhalten der eigenen Sozialschicht. Im Konsum werden heute im wesentlichen habitualisierte Verhaltensweisen gesehen, die sich an leitbildhaften Vorstellungen ausrichten, z. T. von gesellschaftlichen Meinungsführern geprägt. Zu betrachten sind neben dem Einkommen auch das soziale Umfeld des betreffenden Haushalts und die sozialpsychologischen Motivationen."

Gefragt wird nach sozialen und subjektiv normierten Präferenzen und Antipathien, wie sie historisch entstanden sind, mit welcher Intensität sie sich in Richtung auf Abnahme und Zunahme bewegen, welche Rolle das Modische, die Kommunikationsnetze, das Sozialprestige, die Sozialisation in der Kindheit, die Anpassung an fremde Umgebung usw. spielen. Die Nachfragetheorie habe sich vornehmlich um Preis- und Einkommenselastizität gekümmert, aber noch nicht die Präferenzstrukturen untersucht, z. B. weil man den Geschmack nicht als ökonomische Variable quantifizieren könne. Allgemein wird eine starke Zunahme der arbeitsfreien Zeit, zunehmendes Interesse an einer verfeinerten, hygienisch verbesserten, geschmacksanreizenden Kost vorausgesagt, desgl. größeres Interesse an Innovationen und an der Ausweitung des Küchenrepertoires. In folgenden Thesen werden letztere Trends angerissen: „Von der Arbeitsorientierung zur Freizeitorientierung; von der soziokulturellen Gebundenheit zur Aufgeschlossenheit, von der Opulenz zu neuer Einfachheit, von der Sättigung zur Erregung, vom Elitekonsum zur Demokratisierung der Nahrungsmittel, vom Prestige des Besitzes zum Prestige der Verwendung, vom verschwenderischen zum kritischen (auch gesundheitsbewußten) Verbraucher."

Wenngleich diese Thesen unter den Bedingungen eines kapitalistischen Marktes formuliert werden, geben sie doch verallgemeinerungsfähige Ansätze. Ernährungsphysiologisch finden sich nach wie vor neben dem (Energie-, Fett-, Alkohol-, Salz-)Überkonsum Elemente der Minderversorgung: „Nicht das Steak sollte Hauptbestandteil und die Kartoffeln Beilage sein, sondern, wenn überhaupt, dann umgekehrt." Aus der Sicht der verarbeitenden Industrie werden u. a. folgende Prozesse als wichtig angesehen: Zunahme von Kleinsthaushalten, abnehmende Selbstversorgung, Zunahme der Rentner vorwiegend auf Grund arbeitslosigkeitsbedingter Frühpensionierung, der bekannte Wandel in den Verzehrsgewohnheiten und in den Ausgabestrukturen, höhere Ansprüche an Geschmack, Convenience und Gesundheitswert. Der in diesem Zusammenhang begrüßten Entwicklung eines Getränkes mit 11 Vitaminen, „um einer einseitigen Ernährung entgegenzuwirken", ist allerdings ebenso zu widersprechen wie der Behauptung eines bei Schwangeren häufig bestehenden Eiweißdefizits.

Im Lebensmitteleinzelhandel nimmt die Anzahl der Geschäfte seit langem stark ab, aber je Geschäft steigen Umsatz und Gesamtverkaufsfläche. Mengensteigerungen werden besonders bei Kaltgetränken, Süßwaren und Frische-Artikeln herausgestellt. Im Außerhausverzehr gibt der Bundesbürger ein Viertel seines Lebensmittelbudgets aus. Fast-Food-Betriebe „prägen die Entwicklung". Die Erlebnisgastronomie behauptet offenbar ihren Platz. Dagegen stagniert die Versorgung am Arbeitsplatz; das Mittagessen verliert zugunsten der Zwischenverpflegung an Bedeutung. Aus der Sicht des Einzelhaushaltes werden Eignungswert, Genußwert und Gesundheitswert als Qualitäts-, d. h. kaufbestimmende Merkmale in den Vordergrund gestellt. Bezüglich der Adoption von Fast Food (am Beispiel des *Hamburgers*) werden Alter der Konsumenten, Bildungsgrad, Ausbruch aus Eßritualen, Bedienungsqualität, Konstanz der *Hamburger*-Präferenz u. a. abgehandelt. Alternative Lebensmittel werden unterschiedlich bewertet. Nach einer Darstellung sollen ihnen wesentliche Unterschiede zum Normalsortiment fehlen, der Kauf erfülle mit dem Image „höherer Gesundheitswert" nur eine Alibifunktion. Andererseits sollen sich alternative Lebensmittel durch Anbauweise, Schadstoffbelastung, höhere Haltbarkeit, Unterschiede im Geschmack auszeichnen; merkwürdigerweise wird in ihrem Gebrauch ein Beweis dafür gesehen, daß sich „Menschen vernünftig und rücksichtsvoll gegenüber Entwicklungsländern verhalten".

Ein zweiter Komplex befaßt sich mit der Ernährungsberatung. Es gäbe in der BRD 422 „Stellen", die dafür zuständig seien, vom Bürger z. T. schon als „Überfülle" empfunden.

Im Vordergrund des Dienstleistungsangebotes des Gesundheitswesens stünde die Krankheitsbehandlung, vorbeugende Gesundheitsberatung träte dagegen zurück. Es wäre ein „Alptraum der Sozialmedizin, daß die Deutschen vor allem essen, was ihnen schmeckt. Ob es auch gesund ist, interessiert sie erst an zweiter Stelle". Es sei nicht gelungen, dem Verbraucher ausreichende Kenntnisse zu vermitteln. Der Lebensstil würde heute nicht mehr durch Klima und Kultur bestimmt, er „entstünde ebensoschnell, wie die Kommunikationsmittel Informationen von einem Land zum anderen befördern". Dabei wird von Krankheiten durch riskante Lebensweise gesprochen, die durch Bild und Information weitergegeben werden.

Zu den Beratungsstellen in der BRD zählen staatliche Stellen einschließlich der Deutschen Gesellschaft für Ernährung, Hausfrauenvereinigungen, Heil- und Pflegeberufe, Industrie und Marketing, Krankenkassen, landwirtschaftliche Organisationen, Medien, Standesorganisationen, Verbraucherorganisationen u. a., doch wird die Effizienz dieser

Organisationen zurückhaltend bewertet: Die Form der Beratung sei zu rationalistisch, weil Ernährungsgewohnheiten nicht nur individuelle Ursachen haben, sondern im sozialen Zusammenhang stehen. „Beratung kann nur erfolgreich sein, wenn sie mit dem Normengefüge des sozialen Kontextes vereinbar sei oder sich in dessen Wandel einfüge". Besonders negativ wird die Situation sozial benachteiligter Schichten eingeschätzt: Die Aufklärung sei typisch mittelschichtig orientiert und vereinige hier in sich Wirkungslosigkeit mit sozialer Abwehrhaltung. Die BRD habe den „vielbeschworenen Einstieg in die Gesundheitsvorsorge" offenbar noch nicht genommen; die Ernährungsberatung spiele eine „nachrangige Rolle". Es wird gefordert, daß die primäre Prävention zukünftig als eigenständige kommunale Aufgabe begriffen und verwirklicht werde; „die Rückkehr zu normaler Ernährung sei diejenige Maßnahme der primären Prävention, die bei Menschen im mittleren und höheren Lebensalter die höchste gesundheitliche Dividende bringen könnte". Die Ernährungsberatung in der BRD beginne zu spät, hätte zu wenig Kooperation und Koordination der Berater, sei häufig eingleisig, Quantität würde vor Qualität gestellt, sie vermittle wenig Handlungskompetenz, arbeite eher mit Verboten anstatt mit Empfehlungen. Die negative Bedeutung der kommerziellen Werbung wird am Beispiel „Kindermilchschnitte" und „Nutella" betont: Süße Lebensmittel wie viele andere, die aber auf Grund der Werbung zu Spitzenreitern wurden, „denn Werbung ist bunt, suggestiv, lustig, kurzweilig, vermittle ein positives Lebensgefühl".

7 Beiträge befassen sich im 3. Komplex mit der Evaluierung der Ernährungsberatung, jedoch mit dem Ergebnis, daß auf Grund der Komplexität des Ernährungsverhaltens eine umfassende Bewertung nicht möglich sei. „Evaluierung wird um so mehr betrieben, je weniger wir wissen, um im Blindflug eine Maßnahme zu finden, von der wir dann wissen, daß sie wirkt, ohne zu ahnen, warum sie so wirkt, wie sie wirkt".

Man ist beeindruckt von einer vielschichtigen, sachlichen, kritischen, zum Nachdenken anregenden Information und Diskussion.

(Quelle: Ernährung heute und morgen. Entwicklung — Beratung — Bewertung. Herausgegeben von M. Besch, A. A. Bodenstedt, R. Kibler und H. J. Teuteberg. Umschau-Verlag Breidenstein, GmbH, Frankfurt am Main 1987. Schriftenreihe der Arbeitsgemeinschaft Ernährungsverhalten e.V., Bd. 5, 104 Seiten, ISSN 0340-2371, ISBN 3-524-71019-0; Preis: 45,— DM.)

H. Haenel

Medizin aktuell: Aus dem IWIM Berlin*

IWIM-ILK Nr. 19/1988: Ein süßer Weg, der Karies ein Ende zu setzen

Kauko Mäkinen, Professor für Biochemie der Universität Michigan, berichtete zu Jahresbeginn 1987 auf einer Konferenz in London über den Einfluß von Xylitol auf die Kariesanfälligkeit der Zähne.

Xylitol ist ein Zuckeralkohol, der süß schmeckt und dessen physikalische Eigenschaften mit denen der Saccharose vergleichbar sind. Xylitol kommt in Birken, Schalen der Kokosnuß, Maiskörnern, verschiedenen Früchten und Gemüsesorten einschließlich Kürbis, Erdbeeren, Johannisbeeren, Blumenkohl, Pilzen und Zwiebeln vor.

In den 70er Jahren entdeckten finnische Wissenschaftler, daß der Ersatz von Saccharose durch Xylitol in bestimmten Diäten zu einem beachtlichen Rückgang der Karieshäufigkeit führte. In einer weiteren finnischen Studie wurde der Einfluß des Kauens von xylitolhaltigem Kaugummi (2 bis 3 mal pro Tag) zusätzlich zur normalen Mundpflege bei Kindern im Alter von 11 bis 13 Jahren untersucht und festgestellt, daß die Karieshäufigkeit ebenfalls reduziert wurde.

Xylitol hemmt jedoch nicht nur die Entstehung von Karies, sondern fördert gleichzeitig die Heilung von Läsionen der Mundschleimhaut.

Im menschlichen Stoffwechsel wird Xylitol über einen insulinunabhängigen Weg abgebaut. Außerdem sind die Bakterien der menschlichen Mundhöhle nicht in der Lage, wie es bei anderen Zuckern der Fall ist, Xylitol in Säure umzuwandeln. So verstoffwechseln sie bei seiner Anwesenheit mehr stickstoffhaltige Substanzen der Nahrung und Verbindungen aus dem Speichel. Dieser Prozeß wird durch andere Zucker gehemmt. Bei der Aufnahme xylitolhaltiger Nahrung kommt es zu einer vermehrten Speichelproduktion, zum Ansteigen des pH-Wertes in der Mundhöhle und damit zur Verhinderung von Mineralverlusten aus dem Zahnschmelz, so daß die Kariesanfälligkeit der Zähne abnimmt. Mäkinen nimmt an, daß Xylitol außerdem weitere physikochemische Effekte in der Mundhöhle bewirkt, die sich günstig auf die Zahnerhaltung auswirken. Obwohl Xylitol teurer als Saccharose ist, scheint das Süßen von Produkten mit Xylitol, wie z. B. Kaugummi, der über längere Zeit in der Mundhöhle verbleibt, ein effektiver Weg der Kariesprophylaxe zu sein. In einigen westeuropäischen Ländern und Kanada ist Xylitol bereits in Tablettenform oder als Bestandteil einiger Zahnpasten käuflich zu erwerben. Obwohl in Großbritannien xylitolhaltiger Kaugummi produziert wird, wird er dort nicht vertrieben, da nach Aussagen der Firmen die Nachfrage zu gering ist.

Quelle: New Sci. (London) 115 (1987) Nr. 1577, S. 36.

IWIM-ILK Nr. 20/1988: „Selbstmordprogramm" für Bakterien

Bei gentechnisch veränderten Mikroorganismen besteht die Gefahr, daß sie außerhalb des Laboratoriums oder einer Produktionseinrichtung, in der sie verwendet werden, unkontrolliert wachsen und dadurch Schaden anrichten können. Um dieser Gefahr aus dem Wege gehen zu können, hat die Arbeitsgruppe von Dr. Soeren Molin, Technische Universität Kopenhagen, den sogenannten ABC-Schutz (active biological containment) entwickelt, mit dem eine Art genetische Zeitbombe in die Laborprodukte der Gentechnologen eingebaut wird. Es ist möglich, den Plasmiden, mit denen eine neue Eigenschaft in das genetische Programm von Bakterien eingeführt wird, ein weiteres kleines Genfragment zuzufügen, welches das Plasmid zum „Selbstmord"induktor macht. Der veränderte Mikroorganismus erhält im Labor neben den für sein Wachstum und für die Produktion der gewünschten Substanz notwendigen Nährstoffen einen Schutzstoff, der in der Natur nicht oder nur in sehr geringen Mengen vorkommt. Dieser Stoff verhindert, daß der „Befehl zum Selbstmord" abgelesen wird. Fehlt die Substanz, zerstören sich die Mikroorganismen von selbst. Daraus ergeben sich einige interessante biologische Anwendungsmöglichkeiten. Wird beispielsweise insulinproduzierenden Bakterien zusätzlich ein Selbstmordgen eingebaut und der Produk-

* Beim Zitieren von ILK-Informationen aus dem Institut für Wissenschaftsinformation in der Medizin (IWIM) ist stets auf die angegebenen Originalquellen zurückzugreifen.

tionsnährlösung der erforderliche Schutzstoff beigegeben, so können Bakterien, die — aus welchem Grund auch immer — aus dem Reaktor in die Umgebung gelangt sind, dort nicht überleben, geschweige denn sich vermehren.

Denkbar wäre auch der Einsatz von Mikroorganismen, die Plasmide mit der genetischen Information von Viren enthalten, als wirksamer Bestandteil von Vakzinen zur Schluckimpfung gegen bestimmte Virusinfektionen. Die manipulierten Mikroorganismen könnten im Darm Virusproteine produzieren und auf diese Weise die Antikörperproduktion induzieren. Nach einer vorgegebenen Zeit würden sich die Keime dann von selbst zerstören.

Ebenso könnte mit genetisch veränderten Organismen verfahren werden, die, um die vorgesehene Wirkung entfalten zu können, in die Umwelt entlassen werden müssen. Nachdem sie ihren Zweck erfüllt haben, werden sie durch den ABC-Schutz zerstört.

Quelle: Bild Wiss. (Stuttgart) 24 (1987) Nr. 9, S. 13.

Aus anderen Zeitschriften

Ballaststoffe und resistente Stärke

Mit Bezug auf die Definition eines der Verfasser dieser Arbeit (H. Trowell), wonach Ballaststoffe pflanzliche Gerüstsubstanzen sind, die von Dünndarmenzymen des Menschen nicht verdaut werden können, kommt für physiologische Ballaststoffeffekte im menschlichen Körper eine Reihe charakteristischer Polysaccharide in Frage. Rohfaser stellt dabei nur einen kleinen, inadäquaten Bestandteil dar.

Wesentlich für die erfolgreiche Bearbeitung von Fragestellungen zur Ballaststoff-Problematik ist eine geeignete Analytik. Bei der Ausarbeitung von Methoden sind verschiedene Strategien verfolgt worden. Unter anderem wird versucht, durch den Einsatz von protein- und stärkeabbauenden Enzymen den physiologischen Bedingungen der Dünndarmverdauung nahezukommen. Dabei werden folgende Wege beschritten: Nach enzymatischer in-vitro-Verdauung von Protein und Stärke erfaßt man den nichthydrolysierten Rückstand entweder gravimetrisch (dabei kann zwischen löslichem und unlöslichem Anteil differenziert werden) oder unterzieht ihn — von den Verfassern bevorzugt — einer Bausteinanalyse (kolorimetrisch oder mittels Gas-Flüssigkeits-Chromatographie). Die Summe der aus Einzelanalysen erhaltenen Bestandteile ergibt nach Englyst die wichtigsten unverdaulichen Anteile pflanzlicher Zellen. Unter Berücksichtigung chemischer Merkmale handelt es sich um „Nichtstärke-Polysaccharide (NSP)". Allerdings haben technologisch bearbeitete Lebensmittel (z. B. gebackenes Brot, gekochte Kartoffeln) einen scheinbar höheren NSP-Gehalt als die unbehandelten Rohstoffe. Dieser Anstieg ist auf das Vorhandensein von Glucanen zurückzuführen, die bei der technologischen Bearbeitung entstehen und nur nach vorangegangener Alkalibehandlung enzymatisch abbaubar sind. Sie werden als resistente Stärke (RS) bezeichnet. Der Gehalt an RS im Brot beträgt weniger als 1 %, in Cornflakes macht er etwa 3 % aus. Ihre Bildung beim Bearbeitungsprozeß hängt von verschiedenen technologischen Parametern ab, so daß eine Steigerung des Anteils von RS im Lebensmittel bis zu 10 % manipuliert werden kann.

Wie in Untersuchungen an ileostomierten Patienten nachgewiesen, verläßt die RS den menschlichen Dünndarm unverdaut. Ein überraschender Befund ist, daß außer RS auch weitere Stärkeanteile unverdaut bleiben. Diese Erkenntnis muß zu einer neuen ernährungsphysiologischen Klassifizierung der Stärke auf Grund ihrer Verdaulichkeit führen und eröffnet nach Ansicht des Referenten neue Möglichkeiten zur Bewertung der physiologischen Bedeutung von Stärke.

Unter diesen Bedingungen ist eine kritische Bewertung der Ballaststoff-Analytik erneut notwendig. Die von der AOAC[1] empfohlene und in mehreren Ländern bereits als verbindlich erklärte enzymatisch-gravimetrische Methode erfaßt zwar den größeren Anteil der RS mit, die — individuell sicher sehr unterschiedliche — Gesamtheit der den Dünndarm verlassenden Stärke kann jedoch z. Z. mit keiner Methode bestimmt werden. Deshalb bevorzugen die Autoren die enzymatisch-chemische Methode. Unbeeinflußt vom Behandlungsprozeß erhält man mit diesem Verfahren immer den wahren Gehalt an NSP (ohne RS) im Rohstoff bzw. im unbehandelten Lebensmittel. RS kann durch Differenzmessungen simultan erfaßt, Lignin muß allerdings separat bestimmt werden. Für die Erarbeitung von vergleichsfähigen Tabellenwerten ist ein derartiges Vorgehen brauchbar. Nach Ansicht der Autoren hat sich die Methode in vergleichenden Studien zwischen mehreren Laboratorien bewährt und ist in Großbritannien als Referenz-Methode empfohlen worden. Es sei darauf verwiesen, daß die Ausarbeitung standardisierter Methoden nur für die Bestimmung von Ballaststoffen, die prinzipiell der Dünndarmverdauung entgehen (vom Referenten als „obligate Ballaststoffe" bezeichnet, s. Ernährungsforschung 33 (1988) Nr. 1, S. 4—6), sinnvoll ist. Die Ergebnisse derartiger Analysen besitzen eine interindividuelle, übertragbare Allgemeingültigkeit. Zur Erfassung solcher Nahrungsbestandteile wie z. B. Stärke, die unter verschiedenen Bedingungen mit variierenden Anteilen im Dünndarm unverdaut bleiben können („potentielle Ballaststoffe"), müssen invivo-Methoden eingesetzt werden.

Quelle: H. N. Englyst, H. Trowell, D. A. T. Southgate und J. H. Cummings: Am. J. Clin. Nutrit. 46 (1987) S. 873—874.

J. Schulze

Neue Berechnungsgrundlagen zur Einschätzung des Energiebedarfs?

Das Kollektiv von 12 Autoren der Temple-University, Philadelphia, mit O. E. Owen an der Spitze, versteht seine Arbeit als Beitrag zur Verbesserung der Voraussetzungen dafür, daß man den Energiebedarf Normalgewichtiger und Adipöser in ihrem Verhältnis zueinander beurteilen kann. Sie analysieren zu diesem Zweck die *resting metabolic rate* (RMR; Ruhe-Nüchtern-Umsatz) von 60 gesunden Männern zwischen 18 und 82 Jahren und 60 bis 171 kg Körpergewicht und ihre Beziehungen zu anderen biologischen Variablen. Am Ende steht die gemeinsame Regressionsgleichung für Männer aller Alters- und Gewichtsklassen zur Voraussage der RMR allein aus dem Körpergewicht KG:

$$\text{kcal/24 h} = 879 + 10{,}2 \cdot \text{KG [kg]}.$$

An Hand des Untersuchungsmaterials und eines Fehlervergleichs mit Vorhersagegleichungen bekannter anderer Autoren (u. a. Harris u. Benedict, 1919) wird begründet, daß das Körpergewicht allein fast die gleiche Vorhersagegenauigkeit bei der Schätzung des basalen Energieumsatzes garantiert wie die schwer bestimmbare aktive Körpermasse und daß die Hinzunahme von Alter und Körpergröße die Treffsicherheit nicht deutlich verbessert. Es wird weiterhin abgeleitet, daß die klassischen Grundumsatztabellen die RMR heute lebender Männer überschätzen würden.

[1] Association of Official American Chemists

Dazu ist aus der Sicht des Referenten zu bemerken, daß die Arbeit zunächst einmal als verdienstvoller Versuch anzuerkennen ist, aus einem über alle Körpergewichtsklassen breit gestreuten Probandengut mit vergleichsweise hoher Adipositasbeteiligung (16 von 60) allgemeingültige Beziehungen zwischen anthropometrischen Variablen und RMR abzuleiten. Jedoch führte die Anwendung der o. a. Regressionsgleichung auf die vom Referenten erhaltenen Untersuchungsergebnisse an adipösen Probanden aus dem Raum Dresden fast ausnahmslos zu einer Unterschätzung des tatsächlich gemessenen Ruhe-Nüchtern-Umsatzes um durchschnittlich 10%, während mit den Vorhersagegleichungen von Kleiber (1967; Gewicht, Größe, Alter) sowie von Schofield (1985; Gewicht und Alter) die RMR unserer Adipösen um durchschnittlich 6% bzw. 4% zu hoch veranschlagt wurden. Das heißt, man kommt mit Schofield dem basalen Energiebedarf unserer adipösen Probanden weit näher als mit Owen et al. Aber nicht allein aus diesem Grunde dürfte den Gleichungen von Schofield zur Schätzung des basalen Energiebedarfs aus Körpergewicht und Alter der Vorzug zu geben sein: Es handelt sich hier um echt repräsentative Ergebnisse einer umfassenden statistischen Analyse von weltweiten Umsatzmessungen und anthropometrischen Bestimmungen, die die Daten von 7400 Personen aus 114 wissenschaftlichen Arbeiten der letzten 20 Jahre einschließen. Diese Studie wurde im Auftrag der WHO und FAO angefertigt und 1985 im Suppl. 1 von Human Nutrition: Clinical Nutrition, Vol. 39 C, veröffentlicht, wird jedoch von den Autoren der hier diskutierten Arbeit nicht berücksichtigt.

Der Untersuchung von Owen et al. ist zu bescheinigen, daß die sehr gründliche und konsequente Bearbeitung endemischen Datenmaterials sicherlich einen Fortschritt für die Beurteilungsmöglichkeit des basalen Energiebedarfes der dort erfaßten männlichen Population bedeuten könnte und einen interessanten Beitrag zum Diskussionsgegenstand Energieverwertung und Adipositas darstellt.

Quelle: O. E. Owen, J. I. Holup et al.: A reappraisal of the caloric requirements of men. Am. J. Clin. Nutrit. 46 (1987) S. 875—85.

Weitere Literatur:
Harris, J. A., u. F. G. Benedict (1919): A biometric study of basal metabolism in man. Washington, DC: The Carnegie Institute, S. 1—266.

Kleiber, M. (1967): Der Energiehaushalt von Mensch und Haustier. Parey, Hamburg/Berlin (West).

Schofield, W. N. (1985): Predicting basal metabolic rate, new standards and review of previous work. Human Nutrition: Clinical Nutrition 39 C, Suppl. 1, S. 5—41.

H. Karst

Der Energiebedarf in der Schwangerschaft in Schottland

In der Zeitschrift „Lancet" (Nr. 8564 [1987] S. 897) berichten J. V. G. A. Durnin und Mitarbeiter über Untersuchungen zum Energiestoffwechsel bei 88 Schwangeren, und zwar wurden Körpergewicht, Körperzusammensetzung und körperliche Arbeit gemessen.

Die durchschnittliche Gewichtszunahme (von der 10. bis zur 40. Schwangerschaftswoche) betrug 11,7 kg, das Geburtsgewicht der Neugeborenen 3370 g, das Gewicht der Plazentas 641 g. In dieser Zeit nahm das Körperfett um 2,1 kg zu. Der Grundumsatz stieg während der gesamten Schwangerschaft um durchschnittlich 126 MJ an, aber der Energieverzehr erhöhte sich nur um 88 MJ (1 MJ = 239 kcal). Es gab keine wesentlichen Hinweise dafür, daß sich der Energieaufwand für die körperliche Aktivität oder der Zeitaufwand dafür geändert hätte.

Der berechnete Energieaufwand für die Neubildung von mütterlichem und fetalem Gewebe und der intensivere Stoffwechsel sind mit 281 MJ anzusetzen. Daher besteht ein (theoretisches) Energiedefizit von etwa 193 MJ, wie nachstehende Tabelle im einzelnen ausweist:

Durchschnittlicher Energieaufwand der Schwangerschaft

Energieaufwand für	Energie in MJ
Fetus (3,4 kg)	22
477 g Fett	12
409 g Protein	
Plazenta (0,64 kg)	
4 g Fett	0,2
98 g Protein	2,9
Zunahme an mütterlichem Gewebe (4,8 kg)	
34 g Fett	1,5
360 g Protein	10,5
Zunahme an mütterlichem Fett (2,3 kg)	106
Zunahme an Grundumsatz	126
Gesamter Energieaufwand	281
Erhöhter Energieverzehr	88
Energiedefizit	193

Die Autoren vermuten als Erklärung für dieses Defizit geringe Reduktionen im Energieverbrauch, die methodisch nicht nachweisbar waren. Man wird sich bemühen, künftig mit empfindlicheren Methoden nach den Ursachen des Energiedefizits zu fahnden. Jedenfalls besteht kein Zweifel, daß der Energieaufwand einer Schwangerschaft durch erhöhten Energieverzehr nicht wesentlich kompensiert werden muß. Empfehlungen, daß die Schwangere täglich etwa 1 bis 1,2 MJ zusätzlich verzehren müsse, sind daher nicht begründet und unrealistisch.

H. Haenel

Neuerscheinungen der WHO

Technical Report Series 759: Evaluation of certain Food Additives and Contaminants

Thirty-first Report of the Joint FAO/WHO Expert Committee on Food Additives. World Health Organization, Genf 1987. 53 Seiten, 1 Tab., ISBN 92-4-120759-0; Preis: 9,— Sw.fr., 5,40 US-Dollar.

Der 31. Bericht des von der WHO und der FAO gemeinsam gebildeten Expertenausschusses für Lebensmittelzusatzstoffe gibt eine kurze Information über die Ergebnisse der im Februar 1987 in Genf durchgeführten Jahresarbeitstagung dieses Gremiums hinsichtlich der lebensmitteltoxikologischen Bewertung neuer bzw. der Neubewertung bereits früher anerkannter Lebensmittelzusatzstoffe und einiger Kontaminanten. Die Auswahl der behandelten Stoffgruppen läßt erkennen, wo heutzutage die Schwerpunkte der toxikologischen Beurteilung von Stoffen, die in Lebensmitteln vorkommen können, zu suchen sind, bzw. wo ein Nachholebedarf besteht: bei Enzympräparaten, Aromastoffen und Lebensmittelfarbstoffen (diese Auswahl ist selbstverständlich nicht vollständig und spiegelt auch nicht eine Rangfolge in der Bedeutung wider!). Des weiteren fällt auf, daß immer mehr Lebensmittelzusatzstoffe natürlicher Herkunft bzw. mit Naturstoffen chemisch identische Verbindungen (beide Gruppen fallen nach dem Lebensmittelrecht der DDR nicht in die Kategorie der „Fremdstoffe") in lebensmitteltoxikologische Bewertungen einbezogen und gegebenenfalls restriktiven Anwendungsbestimmungen unterworfen werden. Im vorliegenden Bericht gehören dazu die Aromastoffe Trans-Anethol, Benzylacetat und Rauchkondensat, Farbstoffe der Carotinoid-Gruppe und der roten Rübe, Enzympräparate aus Aspergillus oryzae und Aspergillus niger, aus Trichoderma reesei und Trichoderma harzianum, Glutaminsäure und ihre Salze sowie einige leicht modifizierte Kohlenhydrate (Xylitol, Maltitol und Polydextrosen). Carotine und Carotinoide gewinnen zunehmend an Bedeutung als „indirekte" Zusatzstoffe, d. h. solche, die nicht Lebensmitteln, sondern Futtermitteln zugesetzt werden und dann in Tierprodukten (z. B. in Eidottern) erscheinen.

Von den in Lebensmitteln durch natürliche Prozesse entstehenden Kontaminanten hat das Experten-Gremium die Aflatoxine behandelt. Es weist erneut auf die hohe Toxizität dieser Verbindungen hin und betont, daß es nicht möglich ist, einen Zahlenwert für einen Aflatoxingehalt ohne gesundheitliches Risiko (ADI-Wert) zu benennen. Da es jedoch gegenwärtig praktisch nicht durchführbar ist, Aflatoxine restlos zu entfernen, wird auf den unter Beachtung aller Vorsichtsmaßnahmen technisch unvermeidbaren Gehalt orientiert.

F. Kretzschmann

Aus Universitäten und Hochschulen der DDR

Aktuelle Aufgaben bei der Weiterentwicklung der Qualitätssicherung

Zur Diskussion aktueller Aufgaben bei der Weiterentwicklung der Qualitätssicherung sind am Wissenschaftsbereich Warenkunde der Handelshochschule Leipzig auf der Grundlage von Untersuchungen im Rahmen des Forschungsthemas „Warenkundliche Grundlagen der Qualitätssicherung" 10 Thesen erarbeitet worden, die auf die Möglichkeiten für eine Nutzung der Fortschritte der warenkundlichen Forschung für die Weiterentwicklung der Qualitätssicherung hinweisen.

Die Thesen gehen von den Prognosen aus, die in jüngster Zeit zur Entwicklung des Warenangebots vorgelegt worden sind, und unterstreichen die Rolle volkswirtschaftlich effektiver Qualitätsziele, einer Hebung des Niveaus der Qualitätskontrolle sowie die Notwendigkeit einer systematischen Kontrolle der Behandlung der Erzeugnisse auf dem Wege von der Erzeugung zum Verbrauch.

Ein Schwerpunkt der Thesen, die unter dem Titel „Thesen zu aktuellen Aufgaben bei der Weiterentwicklung der Qualitätssicherung, insbesondere der Qualitätssicherung im Handel" nunmehr in gedruckter Form vorliegen, sind die Maßnahmen zur Entwicklung der Qualitätssicherung im Handel und für eine erfolgreiche Zusammenarbeit von Produktion und Handel.

Als Entwicklungstendenzen des Warenangebotes, die bei der Weiterentwicklung der Qualitätssicherung zu beachten sind, werden der Trend zu Erzeugnissen höherer Qualität, höherer Attraktivität und Originalität sowie wechselnde Varietäten und Quantitäten der Bestellungen hervorgehoben. Die Thesen machen u. a. auf verbreitete Mängel bei der Leitung der Qualitätssicherung sowie auf ein einseitiges Herangehen an Qualitätssicherungsaufgaben und auf die Unterschiede in der Praxis der Qualitätskontrolle und in der Bearbeitung von Reklamationen aufmerksam. Sie unterstreichen die Rolle, die künftig einer Kontrolle der Maßnahmen zur Erhaltung der Erzeugnisqualität beizumessen ist. Diese Kontrollen sind auf der Grundlage von Kontrollprogrammen mit dem Ziel durchzuführen, die Faktoren aufzudecken, die zu Qualitätsminderungen der Erzeugnisse führen. Hierbei sind mechanische Beanspruchungen, die atmosphärischen Einflüsse und die Gefahr möglicher Verunreinigungen besonders zu beachten.

Die Thesen enthalten ferner Empfehlungen für Aus- und Weiterbildungsmaßnahmen zur Qualitätssicherung sowie für die Berücksichtigung des für die Qualitätssicherung erforderlichen Wissens in der Berufsausbildung sowie für weitere Forschungen zur Qualitätssicherung und für die internationale Zusammenarbeit.

Interessenten können die Thesen beim Wissenschaftsbereich Warenkunde der Handelshochschule Leipzig, Postfach 640, Leipzig 7010, anfordern.

G. Grundke

Kammer der Technik

Weiterbildungsangebot 1989

Die Fachsektion Qualitätssicherung Gemeinschaftsverpflegung/Gaststätten der KDT bietet für mittlere Leitungskader folgende Lehrgänge an:

Qualitätssicherung in der Gemeinschaftsverpflegung
Lehrgang 89/001 Suhl I. Quartal
Lehrgang 89/002 Leipzig II. Quartal[1]
Lehrgang 89/003 Potsdam II. Quartal
Lehrgang 89/004 Frankfurt/O. II. Quartal
Lehrgang 89/005 Berlin IV. Quartal
Lehrgang 89/006 Dresden IV. Quartal
Lehrgang 89/007 Nordbezirke III. Quartal
Lehrgang 89/008 Leipzig III. Quartal[1]-Aufbaulehrgang

Intensivierung der Speisenproduktion
Lehrgang 89/009 Hettstedt I. Quartal (Gemeinschaftsverpflegung)
Lehrgang 89/010 I. Quartal (Gaststätten) (Ort noch nicht festgelegt)
Lehrgang 89/011 Leipzig IV. Quartal — Aufbaulehrgang

Erzeugnisgestaltung
Lehrgang 89/012 II. Quartal (Internat. Küche) Ort noch nicht festgelegt
Lehrgang 89/013 Berlin II. Quartal (Internat. Küche)
Lehrgang 89/014 Dresden II. Quartal (Internat. Küche)
Lehrgang 89/015 Berlin III. Quartal (Rohstoffveredlung)
Lehrgang 89/016 Hettstedt III. Quartal (Rohstoffveredlung)
Lehrgang 89/017 III. Quartal (Regionale Küche) Ort noch nicht festgelegt
Lehrgang 89/018 Dresden IV. Quartal (Regionale Küche)
Lehrgang 89/019 Berlin IV. Quartal (Regionale Küche)
Lehrgang 89/020 Potsdam III. Quartal (Neue Küche)

Angebotsgestaltung — verkaufsfördernde Maßnahmen
Lehrgang 89/021 Berlin I. Quartal

Veranstaltungen und Aktionswochen in Gaststätten
Lehrgang 89/022 Berlin IV. Quartal

Voraussetzung für Teilnahme an einem Aufbaulehrgang Absolvierung eines Grundlehrgangs. Für Lehrgänge 89/012 bis 020 Voraussetzung FA Koch oder Küchenmeister.

Bewerbungen mit Delegierung der staatlichen Leitung unter Angabe der Lehrgangsnummer und -bezeichnung, Name, Qualifikation und Tätigkeit an

Siegmar Baum, Stellv. des Vorsitzenden, Reußner Str. 23, Riesa, 8400.

An diese Anschrift auch alle Anfragen. Meldeschluß für

die Lehrgänge jeweils 12 Wochen vorher. Für mit 1) gekennzeichnete Lehrgänge auch Bewerbung an Fachschule für das Gaststätten- und Hotelwesen Leipzig möglich (Abt. Weiterbildung).

Herbert Pilz, Vorsitzender der Fachsektion

ZfE präsentiert Erfindungen

Herstellungsverfahren für Pektinasepräparate mit unterschiedlichem Polygalakturonase- und Pektinesteraseanteil

DD-PS 249919 A1 Ausgabedatum: 23. 09. 87
IPK: C 12 N 9/26

Das erfindungsgemäße Verfahren zur Herstellung pektinolytischer Enzymgemische mit unterschiedlichen Anteilen an PG und PE mittels trägerfixierter Biomasse, vorzugsweise des Schimmelpilzes *Aspergillus niger*, besteht im wesentlichen darin, daß bei Einhaltung vorgegebener Parameter (Sporentiter, Kultivierungstemperatur, Luftzufuhr, Umwälzungsgeschwindigkeit des Mediums, Verhältnis der Trägeroberfläche zum Nährmediumvolumen) die Kultivierung in Nährmedien erfolgt, die unterschiedliche C-Quellen enthalten, und zwar Zucker oder komplexe Stoffe. In Abhängigkeit von der eingesetzten C-Quelle und der Kultivierungsdauer wird damit eine unterschiedliche Beeinflussung der PG- und PE-Syntheserate erreicht, wodurch Enzymgemische mit variierten PG- und PE-Anteilen entstehen, die zur Mazeration bzw. im Maischeprozeß benötigt werden.

Verfahren zur Herstellung von Pektinasepräparaten

DD-PS 249920 A1 Ausgabedatum: 23. 09. 87
IPK: C 12 N 9/26

Das erfindungsgemäße Verfahren zur Herstellung von Pektinasepräparaten mit unterschiedlichen Anteilen an Polygalakturonase (PG) und Pektinesterase (PE) mittels trägerfixierter Schimmelpilze, vorzugsweise *Aspergillus niger*, besteht im wesentlichen darin, daß die Kultivierung bei Vorgabe bestimmter Parameter (Sporentiter, Kultivierungstemperatur und -dauer, Luftzufuhr, Umwälzgeschwindigkeit des Mediums, Verhältnis der Trägeroberfläche zum Nährmedienvolumen) in Nährmedien erfolgt, die unterschiedliche N-Quellen (anorganische Salze, komplexe Substanzen) bzw. Kombinationen von komplexen C- und N-Quellen enthalten. In Abhängigkeit von der eingesetzten N- bzw. C-Quelle entstehen Enzymgemische, die in ihren PG- und PE-Anteilen deutlich unterschiedlich sind und je nach Bedarf in der Obst- und Gemüseverarbeitung zur Mazeration, zur Maischeherstellung bzw. zur Totalverflüssigung eingesetzt werden können.

Verfahren zur Gewinnung modifizierter Proteine

DD-PS 253757 A1 Ausgabedatum: 03. 02. 88
IPK: A 23 J 1/00

Die Erfindung betrifft ein Verfahren zur Gewinnung modifizierter Proteine pflanzlicher, tierischer und/oder mikrobieller Herkunft in Form ihrer chemischen und physikochemischen Abbauprodukte. Erfindungsgemäß werden proteinreiche Rohstoffe oder daraus gewonnene Proteinkonzentrate oder -isolate einer gezielten Kombination von Denaturierung, Mechanolyse und Partialhydrolyse unter vorgegebenen Reaktionsbedingungen unterworfen. Die erfindungsgemäß gewonnenen Produkte sind wegen ihrer funktionellen und ernährungsphysiologischen Eigenschaften für universelle und verschiedene spezielle Applikationszwecke in der Lebensmittelindustrie einsetzbar.

Verfahren zur Verflüssigung von Roten Beten

DD-PS 254879 A1 Ausgabedatum: 16. 03. 88
IPK: A 23 L 1/212

Die Erfindung betrifft ein Verfahren zur enzymatischen Verflüssigung von Roten Beten. Erfindungsgemäß werden die Roten Beten blanchiert, geschält, zerkleinert und der farbstoffhaltige Saft abgepreßt. Der farbstofffreie Preßrückstand wird anschließend unter Zugabe von alkalisch oder sauer wirkenden Reagenzien bei vorgegebenem Temperatur-pH-Wert-Zeit-Regime vorbehandelt und danach mit einem zellwandabbauenden Enzymkomplex unter erneuter pH-Wert-Einstellung hydrolysiert. Als Enzymkomplexe werden Pektinasen/Mazerasen und gegebenenfalls Cellulasen/Hemicellulasen eingesetzt. Der entstehende verflüssigte Preßrückstand wird in an sich bekannter Weise aufgearbeitet und gegebenenfalls mit dem farbstoffhaltigen Preßsaft vermischt. Die erfindungsgemäß hergestellten Produkte sind in der Lebensmittelindustrie und der Diätetik anwendbar.

Verfahren zur Herstellung einer Butteraromakomposition auf der Basis der lipolytischen Spaltung von Butterfett

DD-PS 257011 A1 Ausgabedatum: 01. 06. 88
IPK: A 23 L 1/226

Die Erfindung betrifft ein Verfahren zur Herstellung einer Butteraromakomposition auf der Basis der lipolytischen Spaltung von Butterfett. Erfindungsgemäß wird als Enzympräparat Pankreatin eingesetzt und der lipolytische Prozeß bei vorgegebenem pH-Wert in Abhängigkeit von dem gewählten Temperatur-Zeit-Regime und dem Fett/Wasser-Verhältnis so geführt, daß ein Masseverhältnis von kurzkettigen : mittelkettigen : langkettigen Fettsäuren im Lipolysat von 0,5:5:15 erreicht wird. Die gewonnenen Butterfett-Lipolysate werden durch weitere Butteraromakomponenten aufgewertet und zu einem kompletten Butteraroma kombiniert. Einsatzgebiete in der Lebensmittelindustrie sind insbesondere die Margarine- und die Käsearomatisierung.

Verfahren zur Gewinnung von Roggenprotein-Komplexen

DD-PS 257764 A1 Ausgabedatum: 29. 06. 88
IPK: A 23 J 1/12

Die Erfindung betrifft ein Verfahren zur Gewinnung von Roggenprotein-Komplexen, insbesondere aus Nebenprodukten der Roggenstärkegewinnung, für Nahrungszwecke. Das Ziel der Erfindung besteht darin, ein einfaches, allgemein anwendbares Verfahren zur Gewinnung von Proteinen aus wäßrigen Extrakten von Roggenfrüchten oder Roggenmehl, insbesondere aber aus Nebenprodukten der Roggenstärkegewinnung, für Nahrungszwecke zu entwickeln. Wesentlich für das erfindungsgemäße Verfahren ist, daß die Proteine in Form eines Komplexes mit eßbaren Polyanionen gewonnen werden, indem sie aus wäßrig-alkalischen Extrakten mit Polyanionen nach Einstellung des pH-Wertes auf 3 bis 7 gefällt und nach erfolgtem Waschen in einer wäßrigen Suspension auf pH-Werte zwischen 5 und 7 gebracht und getrocknet werden, wobei die während der Fällung entstehenden Überstände in den Prozeß zurückgeführt und mehrfach zur Extraktion der Proteine genutzt werden.

Verfahren zur Gewinnung von Aromastoffen und Aromakonzentraten

DD-PS 258174 A1 Ausgabedatum: 13. 07. 88
IPK: A 23 L 1/22

Die Erfindung betrifft ein Verfahren zur Gewinnung von Aromastoffen und Aromakonzentraten durch Aufarbeitung von biotechnologisch hergestellten Aromastoffmischungen, vorzugsweise von Käse-, Butter- oder Brotaroma. Die erfindungsgemäß gewonnenen Aromastoffe sind in verschiedenen Lebensmittelbereichen, z. B. in der milchverarbeitenden Industrie, bei der Margarineherstellung oder in der Süßwarenindustrie einsetzbar.

Erfindungsgemäß erfolgt durch Extraktion mit polaren bzw. nichtpolaren Lösungsmitteln oder auf destillativem Weg oder unter Vermittlung von Trägerstoffen die Isolierung der einzelnen Aromastoffe. Als Trägerstoffe werden eine Fettphase oder Schleppgase eingesetzt. Die gewonnenen Aromastoffe können für sich allein genutzt oder in vorgegebenen Mengenverhältnissen miteinander gemischt und weiterverarbeitet werden.

Verfahren zur Herstellung von stärkehaltigen Lebensmittelzusatzstoffen, vorzugsweise von stärkehaltigen Dickungsmitteln

DD-PS 257581 A1 Ausgabedatum: 22. 06. 88
IPK: A 23 L 1/195

Die Erfindung betrifft ein Verfahren zur Herstellung von stärkehaltigen Lebensmittelzusatzstoffen, vorzugsweise von stärkehaltigen Dickungsmitteln, in Granulatform unter Einsatz von stärke- und proteinhaltigen Rohstoffen zur Wasserstabilisierung von Lebensmitteln. Erfindungsgemäß wird ein stärkehaltiges Trägermaterial in einem Wirbelschichtgranulator vorgelegt und darauf proteinhaltige Lösungen und gegebenenfalls weitere Aromastoffe und Würzmittel enthaltende Lösungen aufgesprüht. Als Trägermaterial werden vorzugsweise Kartoffel-, Weizen-, Mais- oder Reisstärken eingesetzt. Das Verhältnis von Stärke zu Protein beträgt 90:10 bis 30:70 im granulierten Stoffgemisch.

Tagungsbericht

2. Wartburg-Aroma-Symposium, Eisenach, 16.—19. 11. 1987

In allen hochentwickelten Ländern ist ein wachsendes Interesse des Verbrauchers an aromareichen Lebensmitteln zu beobachten. Da diese überwiegend aus Rohstoffen und Produkten der wärmeren Klimazonen der Erde stammen und somit importiert werden müssen, ist die Frage nach alternativen Herstellungsmöglichkeiten gegenwärtig in vielen Ländern ein aktuelles Thema. Zur Diskussion dieses und anderer fachspezifischer Probleme waren 100 Fachleute aus 13 Ländern auf Einladung des Zentralinstituts für Ernährung in Eisenach zusammengekommen.

Das Symposium machte deutlich, daß neben der in der Aromenindustrie heute im Mittelpunkt stehenden Gewinnung von natürlichen Aromakonzentraten sowie von Kompositionen aus Einzelsubstanzen und Aromakomplexen zukünftig auch biotechnologische und thermische Gewinnungsverfahren größere Bedeutung erlangen werden. Erste Beispiele sind auch in der DDR mit einem mikrobiell erzeugten Edelpilzkäse-Aromakonzentrat und mit thermisch gewonnenen Fleischaromakonzentraten verschiedener Geschmacksrichtungen vorhanden. Bei der Gewinnung solcher Erzeugnisse stehen die Vergleichbarkeit mit dem natürlichen Vorbild und die Reaktion des Verbrauchers im Mittelpunkt, denn sie bestimmen die Einsatzchancen solcher Produkte.

Das nur spurenweise Vorkommen von Aromastoffen in Lebensmitteln (10^{-3} bis 10^{-9} g/kg) und deren hohe Zahl (bisher sind fast 5000 Aromastoffe in Lebensmitteln identifiziert worden) hat in den letzten 3 Jahrzehnten zu einem ständig steigenden Einsatz moderner Instrumentaltechnik in der Aromenanalyse geführt. Heute ist eine Kombination der hochauflösenden Kapillar-Gaschromatographie mit der Massenspektrometrie trotz der hohen Anschaffungskosten solcher Gerätekombinationen eine fast unentbehrliche Voraussetzung für erfolgreiches Arbeiten auf dem Aromagebiet. Auch die Hochdruck-Flüssigchromatographie gewinnt in der Aromaforschung zunehmend an Bedeutung. Daneben müssen moderne sensorische Methoden eingesetzt bzw. auf die vorliegenden Fragestellungen zugeschnitten werden. Beispiele sind die sensorische Profilanalyse, die Veränderung des sensorischen Geruchs- oder Geschmackseindruckes mit der Zeit sowie die Ermittlung instrumentell bestimmbarer Aroma-Indices zur Unterstützung der sensorischen Bewertung.

Generell sind gegenwärtig Kombinationen sensorischer und instrumenteller Technik besonders aktuell. Hierher gehört auch die sogenannte „Sniffing-Technik", welche die direkte Geruchsprüfung gaschromatographisch getrennter Aromastoffe am Gaschromatographen ermöglicht. Ferner wurde in Eisenach die Auswertung analytischer Aromadaten über den Zusammenhang mit der Schwellenkonzentration des betreffenden Stoffes diskutiert, ein Verfahren, das schon vor 25 Jahren erstmalig in Rehbrücke erarbeitet und genutzt worden ist. Die Ermittlung dieser unteren Grenze der Wahrnehmbarkeit eines Aroma- oder Geschmacksstoffes wirft gesonderte Probleme methodischer Art auf.

Das Programm des Symposiums beinhaltete auch einige Schwerpunkte von Lebensmittelgruppen, deren Aromaproblematik gegenwärtig besonders intensiv bearbeitet wird. Hierzu gehören die Gewinnung fleischartiger Aromakomplexe durch eine thermische Reaktion von Proteinhydrolysaten mit bestimmten Zusatzstoffen, Probleme des Aromas von Brot, Kakao und alkoholischen Getränken sowie die Gewinnung von Gewürzaromen. Von aktuellem Interesse ist auch der durch bestimmte Chlorphenole und Chloranisole ausgelöste Geruchsfehler in Lebensmitteln. Dieses Umweltproblem wird durch die extrem hohe Geruchswirksamkeit der genannten Stoffe ausgelöst: Die Grenzkonzentration der Wahrnehmung liegt im Bereich zwischen $1:10^{12}$ bis $1:10^{14}$ (!). Die Vorläufer dieser Spurenstoffe, die eine Art Desinfektionsgeruch und -geschmack auslösen, sind in Holzschutzmitteln und bestimmten Kunststoffen anzutreffen; sie werden erst durch bestimmte chemische oder biologische Umsetzungen in die geruchswirksamen Komponenten überführt.

Das Wartburg-Hotel bot den Gästen eine stimmungsvolle Atmosphäre und einen für Fachdiskussionen besonders geeigneten Rahmen. Das Symposium gehört zu den zentralen Tagungen der Akademie der Wissenschaften der DDR und wurde in englischer Sprache abgewickelt. Der VEB Chemisches Werk Miltitz als Leitbetrieb der Aromenindustrie der DDR und einige aromenanwendende Betriebe unterstützten die Veranstaltung. Der Tagungsbericht mit 27 Vorträgen in englischer Sprache wird Ende 1988 beim Akademie-Verlag Berlin erscheinen.

M. Rothe

Aus alten Zeiten

Griechisch-römischer Speiseplan

Aus dem reichhaltigen, die Diätetik betreffenden Quellenmaterial der antiken Autoren seien einige ausgewählte Beispiele zitiert, die für sich sprechen und zu Vergleichen mit unseren heutigen Problemen anregen mögen.

Zunächst wird Maßhalten gepredigt: „Den Körper im Übermaß und auf einmal zu entleeren, anfüllen, wärmen, kälten oder sonstwie angreifen ist gefährlich. Jedes Übermaß ist der Natur feindlich. Schritt für Schritt gewährt Sicherheit, zumal beim Übergang von einem zum andern" (Hippokrates, aphorismi II, 51)[1]. Auch auf gute und schlechte Gewohnheiten wird eingegangen: „... Aber auch wenn man erfährt, in welchem Maße Gerstenfladen im Verdauungskanal Störungen, Blähung, Grimmen und Winde erzeugen, wenn er wider die Gewohnheit von einem gegessen wird, der an gebackenes Brot gewöhnt ist; oder wiederum; welche Schwere und Spannung in den Verdauungsorganen Brot bewirkt bei demjenigen, der an Gerstenfladen gewöhnt ist, oder sogar: welchen Durst heiß gegessenes Brot verursacht und welche plötzliche Sättigung, weil es austrocknet und nur langsam vorrückt; oder wiederum die verschiedenen Wirkungen von Brot aus zu feinem oder zu grobem Weizenmehl, wenn es abweichend von der Gewohnheit gegessen wird . . . und das Trinken von Wein und Wasser, wenn man plötzlich, von der Gewohnheit abweichend, zum andern übergeht; ferner Wein mit Wasserzusatz und ungemischter Wein, wenn sie unvorbereitet getrunken werden (jener wird Nässe im Magen verursachen und Winde in den Gedärmen, dieser Klopfen in den Adern und Kopfweh und Durst); und weißer und roter Wein, wenn man gegen die Gewohnheit von einem zum andern wechselt . . ." usw. usf. (Galen, de consuetudinibus)[2].

Primär orientierten sich die tradierten „sex res non naturales" (1. Licht und Luft, 2. Essen und Trinken, 3. Bewegung und Ruhe, 4. Schlafen und Wachen, 5. Ausscheidungen und Absonderungen, 6. Gemütsbewegungen) am nichterkrankten Menschen[3]. Zu dessen gesunder Lebensführung hatten vor allem ein geregelter Tagesablauf, intensive Körperpflege und eine vernünftige Ernährung beizutragen." Nach der Pflege des Körpers geht es zum Frühstück. Es ist klar, daß es, wie überhaupt alle Nahrung, im Sommer weder wärmend noch trocknend, im Winter weder kältend noch feuchtend sein darf, im Frühjahr und Herbst aber eine gewisse Mitte halten muß. Wem an seinem Wohlbefinden liegt, dem genügt zur Erhaltung der Gesundheit und als Grundlage für den Tag ein Frühstück, das im Sommer aus einer mäßigen Portion nahrhaften Breis von reiner Gerste besteht; dazu trinkt er weißen, wohlriechenden Wein, der mit wenig Honig und Wasser ebenrecht gemischt ist. Oder er wählt eine Suppe aus Stoffen, die nicht blähen, leicht verdaulich und nahrhaft sind, entweder allein oder mit wenig Honigzusatz kalt gereicht. Wem das warme Brot zum Frühstück nicht schmeckt, nimmt kaltes, und zwar nur so viel, daß er es bis zu den Leibesübungen am Nachmittag zu verdauen imstande ist. Als Zukost bekommt er gekochtes Gemüse, entweder Kürbis oder Gurken oder was sonst der jeweiligen Jahreszeit angemessen ist — einfach gekocht. Dazu trinkt er verdünnten Weißwein, bis er keinen Durst mehr hat . . . Zur Mahlzeit muß man mit leerem Magen kommen; vom Frühstück darf nichts Unverdautes zurückgeblieben sein. Das erkennt man am sichersten an der Geruchlosigkeit oder am Ausbleiben des Aufstoßens, an der Weichheit und Unbeschwertheit von Hypochondrion und Leibeshöhle, ferner an der angeregten Eßlust. Für die Mahlzeit — im Sommer kurz vor Sonnenuntergang — eignen sich Brot, Gemüse und Gerstenfladen. Das Gemüse esse man ungekocht voraus, mit Ausnahme der Gurken und des Rettichs: die kommen — roh — zuletzt, gekocht aber zu Beginn der Mahlzeit. Unter den Fischen wählt man von den Felsenfischen diejenigen mit reichlichem, mürbem Fleisch, von den Knorpelfischen und den andern die saftigsten, vorzugsweise gekocht. Als Fleischspeisen Fleisch von ganz jungen Zicklein und Lämmern, von ausgewachsenen Schweinen; als Geflügel: Hahn, Rebhuhn, Tauben oder junge Ringeltauben, alles ohne Zusatz gekocht. Von andern Nahrungsmitteln darf man ohne Bedenken nehmen, was einen gelüstet, sofern seine Qualitäten nicht denjenigen der vorgenannten Speisen entgegengesetzt sind. Man darf auch als allgemein anerkannt annehmen, daß verstopfende Speisen jederzeit für Menschen mit feuchter Leibeshöhle sich empfehlen, abführende, wenn die Leibeshöhle trocken ist, harntreibende für die, welche den Harn mit Mühe lösen, nahrhafte für die Mageren. . ." (Diocles Carystis, de victu salubri)[4]. Hier zeigt sich andeutungsweise schon der Übergang zur Krankenkost, die ebenfalls auf Hippokrates (460 bis ca. 375 v. u. Z.) und seine Schule zurückgeht.

Bei der Beschreibung der abendlichen Hauptmahlzeit heißt es: „Vor dem Essen und noch über eine Weile während des Essens trinke man Wasser; darauf gehen Magere zu einem leichten Rotwein über, nach dem Essen zu Weißwein. Beleibtere nehmen bis zum Schlusse Weißwein, aber immer nur verdünnten. Das Maß bestimmt jedem sein Gelüste. Obst ist unzuträglich; verhältnismäßig am wenigsten beschwert es, wenn es in mäßiger Menge vor den Hauptspeisen genossen wird. Im Herbst ist es besser, die Feigen erst zuzubereiten, indem man sie schält und das Fruchtfleisch in kaltem Wasser wäscht und darin eintaucht. . . Als Nachtisch dienen weiße Kichererbsen aus dem Wasser oder geschälte, eingeweichte Mandeln. . . Menschen mit gutem Fleischansatz und reichen Körpersäften tun gut, in der Zeit vom Untergang bis zum Aufgang der Pleiaden täglich nur einmal zu speisen. . . Wild wachsendes Wintergemüse, roh und gekocht, ist nicht weniger bekömmlich als das des Sommers. Ferner eignen sich in dieser Jahreszeit besonders: Knoblauch, Zwiebeln, Pökelfleisch, Brei von Linsen und von andern Hülsenfrüchten. Von anderer Zukost eher Gebratenes als Gekochtes . . . Vornehmlich Winterspeisen sind auch Kresse und Senf . . . auch geröstete Mandeln, Myrtenbeeren, gebratene Eicheln und — gekocht oder gebraten — Kastanien."[5]

Nach Einnahme der Mahlzeiten, auch des Frühstücks, pflegte man in Hellas und Rom zu schlafen oder spazierenzugehen. Die meisten dieser Vorschläge dürften allerdings nur bei der Oberschicht, nicht aber beim Gros der Bevölkerung Anwendung gefunden haben.

Die Schilderung des nächstfolgenden Kapitels über den Liebesgenuß muß sich der Berichterstatter als nicht zum Thema gehörend versagen. . .

Anmerkungen

[1] Vgl. Müri, W. (Hrsg.): Der Arzt im Altertum. Griechische und lateinische Quellenstücke von Hippokrates bis Galen mit der Übertragung ins Deutsche. 5. Aufl. München—Zürich 1986, S. 357—373.

[2] Vgl. daselbst, S. 375—393.

[3] Vgl. Schipperges, H.: Diätetik. In: Wörterbuch medizinischer Grundbegriffe. Hrsg. v. E. Seidler. Freiburg—Basel—Wien 1979, S. 65—68.

[4] Vgl. Müri, a. a. O., S. 399—407.

[5] Ibid.

Anschrift des Verfassers:
Dr. med. V. Klimpel, Herzberger Str. 24, Dresden, DDR-8036

S. Münch

Welternährungstag 1988

Ernährungsforschung 33 (1988) Nr. 6, 141—143

Trotz der im Gesamtbereich der Entwicklungsländer erzielten Fortschritte bei der Steigerung der Nahrungsmittelproduktion reichen die bisherigen Wachstumsraten nicht aus, um die sich aus der demografischen Entwicklung und der verstärkten sozialen Differenzierung ergebende zusätzliche Nachfrage abzudecken. Im vorliegenden Aufsatz wird an Hand aktueller Informationen nachgewiesen, daß die Zahl der von Unter- und Mangelernährung betroffenen Menschen seit Beginn dieses Jahrzehnts weiter angewachsen ist und daß auch das neuerliche Auftreten akuten Hungers in einigen Regionen noch nicht ausgeschlossen werden kann. Durchgreifende und dauerhafte Verbesserungen der Ernährungssituation sind nur im Komplex nationaler und internationaler Aktivitäten zur verstärkten Mobilisierung der ökonomischen, wissenschaftlich-technischen und sozialen Potenzen für eine an den objektiven Erfordernissen der Entwicklungsländer orientierte Produktion und Distribution von Nahrungsmitteln zu erwarten.

S. Münch

World Food Day 1988

Ernährungsforschung 33 (1988) No. 6, 141—143

Though the entirety of Developing Countries has attained some progress in enhancing food production, the rate of growth recorded so far is insufficient to meet rising demand resulting from demographic growth and a deepening social differentiation.

The paper presented demonstrates, on the basis of actual information, that the number of people affected by under- and malnutrition has increased from the beginning of the decade. It is maintained, further, that the incidence of acute hunger in several regions cannot be excluded for the future.

A radical and long-term improvement of the food situation can be expected only in the context of national and international efforts aiming at intensified utilization of economic, technological and social potentials for production and distribution of food, orientated along objective requirements of Developing Countries.

H. Schmandke

Zusammenhänge zwischen Ernährung und Gesundheit

Ernährungsforschung 33 (1988) Nr. 6, 143—145

Risikofaktoren für den Herzinfarkt und weitere Durchblutungsstörungen sind hohe Blutgehalte an Cholesterol und Fetten, Bluthochdruck, Blutgerinnungsdefekte, Rauchen, die Zuckerkrankheit, Fettsucht, Bewegungsmangel und auch hektisches Verhalten bei Belastungssituationen.

Durch eine zu hohe Aufnahme an Nahrungsenergie und Fetten, die vorwiegend gesättigte Fettsäuren enthalten, erhöhen sich der Gehalt an Cholesterol, Fetten und Zucker im Blut, der Blutdruck (wird auch durch Natriumionen, also Kochsalz, erhöht), die Rate an Dickdarm- und Brustkrebs sowie die an Gicht und Steinleiden.

Der Cholesterol- und Fettgehalt im Blut sowie auch Blutgerinnungsdefekte können durch Fette, die polyungesättigte Fettsäuren enthalten (aus pflanzlichen Ölen, Makrelen und Hering), durch Körpergewichtsabnahme (auch durch körperliche Aktivität), Ballaststoffe (aus Getreide, Obst und Gemüse) und auch pflanzliche Eiweiße (aus Erbsen und Bohnen) vermindert werden.

Der Zuckergehalt im Blut kann durch Ballaststoffe, der Bluthochdruck durch Körpergewichtsabnahme und auch mit Hilfe von Kalium- (z. B. in Kartoffeln) sowie Calciumionen (Milch und -produkte) gesenkt werden.

H. Schmandke

Correlation between nutrition and health

Ernährungsforschung 33 (1988) No. 6, 143—145

High content of cholesterol and fats in the blood, high blood pressure, blood clotting defects, smoking, diabetes mellitus, obesity, hypokinesia as well as hectic behaviour in stress situations are considered to be risk factors related to myocardial infarct and other circulatory disturbances.

The excessive intake of food energy and fats containing predominantly saturated fatty acids causes an increase in the content of cholesterol, fats and sugar in blood resulting in the increase of blood pressure as well as of the frequency of colon and breast cancer, gout and lithiasis. Blood pressure can also rise through the intake of sodium ions, that is common salt.

A decrease in the cholesterol and fat content of the blood as well as blood clotting defects can be achieved ba intake of fats containing polyunsaturated fatty acids (originating from vegetable oils, mackerel, herring), reduction of body weight (also by physical activity), dietary fibres (from cereals, fruit and vegetables) and vegetable proteins (from peas and beans). The blood sugar content can be lowered by dietary fibres. A decrease in blood pressure can be achieved by body weight reduction as well as an intake of potassium ions (e. g. potatoes) and calcium ions (milk and milk products).

J. Schulze, M. Friedrich und F.-K. Grütte

Mikrobieller Abbau und biochemische Effekte von Ballaststoffen im Intestinaltrakt

Ernährungsforschung 33 (1988) Nr. 6, 145—147

Ballaststoffe mit einer Kohlenhydratgrundstruktur werden bei ihrer Passage durch das Colon von der Darmflora unter anaeroben Bedingungen metabolisiert, sofern zuvor eine hydrolytische Spaltung mittels extrazellulärer mikrobieller Enzyme erfolgt ist. Die dabei entstehenden Stoffwechselprodukte nehmen auf das mikroökologische System im Intestinaltrakt und auf den Gesamtorganismus unterschiedlichen Einfluß. Ein saures Colonmilieu und die Erhöhung der faecalen Stickstoffausscheidung entlasten Leber und Niere von Fäulnisprodukten. Die absorbierten kurzkettigen Carbonsäuren beeinflussen an verschiedenen Stellen Stoffwechselvorgänge des Makroorganismus. Eine erhöhte reduktive Kapazität führt zur veränderten Biotransformation biologisch aktiver Substanzen im Colon. Die durch Ballaststoffe erhöhte metabolische Aktivität der Darmflora erlangt somit eine über die Stuhlbildung hinausgehende Bedeutung.

J. Schulze, M. Friedrich and F.-K. Grütte

Microecological degradation and biochemical effects of dietary fibre in the intestinal tract

Ernährungsforschung 33 (1988) No. 6, 145—147

Fermentable dietary fibre is hydrolyzed and metabolized by intestinal microflora during transit through the colon. Metabolites of anaerobic breakdown of carbohydrates influence the intestinal microecology as well as some metabolic processes of the macroorganism. Liver and kidney are less stressed by putrefactive metabolites due to acidophilic environment in the colon and enhancement of fecal excretion of nitrogen. Absorbed short-chain carbon acids act on macroorganism in different ways. As a result of an increase in the reductive capacity of the colon the biotransformation of biologically active substances may be changed. Thus, the metabolic activity of intestinal microflora enhanced by fermentable dietary fibre results in much more than only bulking effect.

B. GASSMANN

Zur Beurteilung des Vitaminversorgungszustandes
Teil III: Ergänzende Angaben zu den wasserlöslichen Vitaminen

Ernährungsforschung **33** (1988) Nr. 6, 147—150

Im Teil II aufgelistete biochemische Grenzwerte und Intervalle zur Beurteilung der nutritiven Versorgung mit wasserlöslichen Vitaminen werden diskutiert. Darüber hinausgehend, werden noch andere Vorgehensweisen und Kriterien beschrieben.

B. GASSMANN

Assessment of vitamin status
Part III: Complementary remarks on water-soluble vitamins

Ernährungsforschung **33** (1988) No. 6, 147—150

Biochemical cut-off points and intervals used for the assessment of the nutritional supply with water-soluble vitamins summarized in Part II are discussed. In addition, other approaches and criteria are described.

R. WEINER, M. GIERT, W. HARTIG und R. HAUPT

Dünndarmresorption bei Malignompatienten und Möglichkeiten der enteralen Ernährungstherapie in der Onkologie

Ernährungsforschung **33** (1988) Nr. 6, 150—154

Zu den auffälligsten Symptomen einer Krebserkrankung zählen die fortschreitende Verschlechterung des Ernährungszustandes und die Abnahme der Körpermasse, die zum klinischen Bild der Kachexie führt. Sie sind oftmals das vordergründigste Merkmal der Erkrankung. Jeder zweite onkologische Patient verliert bis zur stationären Erstaufnahme 10% seiner ursprünglichen Körpermasse, jeder vierte mehr als 20%. Für die Verschlechterung des Ernährungszustandes spielen sowohl generalisierte Systemeffekte als auch spezifische Einflüsse auf einzelne Organe, insbesondere den Verdauungstrakt, eine Rolle. Untersuchungen mit einem modifizierten D-Xylose-Test machen deutlich, daß bei Auftreten allgemeiner unspezifischer Tumorsymptome die Dünndarmresorption häufig eingeschränkt ist. Die Strahlen- und Chemotherapie sowie die operative Behandlung beschleunigen durch Nebeneffekte vielfach die Abnahme der Körpermasse und die Verschlechterung des Ernährungszustandes. Durch Ermittlung des aktuellen Ausmaßes der Dünndarmresorption wird eine „maßgeschneiderte" Ernährungstherapie mit maximaler Ausnutzung des enteralen Zufuhrweges möglich.

R. WEINER, M. GIERT, W. HARTIG and R. HAUPT

Intestinal resorption in cancer patients and methods of enteral dietotherapy in oncology

Ernährungsforschung **33** (1988) No. 6, 150—154

Progressive deterioration of the nutritional state and decrease in body mass leading to the clinical picture of cachexia are supposed to be amongst the most noticeable symptoms of cancer disease. In many cases they are the most visible features of the disease. Every second cancer patient loses 10% of initial body mass before the first hospitalization, every fourth more than 20%. This deterioration is caused by generalized systemic effects as well as specific influences on certain organs, in particular on the gastro-intestinal tract. Investigations using a modified D-xylosetest show that with occurence of non-specific tumour symptoms intestinal resorption is often limited. Radiation and chemotherapy as well as surgical therapy with their side effects act as catalyst on the decrease in body mass and deterioration of nutritional state. As a result of the determination of the current level of intestinal resorption a tailor-made dietotherapy with maximum use of enteral supply will be possible.

Inhaltsverzeichnis

Contents

Mikrobieller Abbau von Ballaststoffen und endogenen Substanzen im anaeroben Dickdarmmilieu

J. Schulze

Text zur 4. Umschlagseite

Das Schicksal von Nahrungsbestandteilen und endogenen Substanzen, die in den Dickdarm gelangen, wird wesentlich von der Stoffwechselaktivität der Dickdarmflora bestimmt. Prinzipiell sind Darmbakterien in der Lage, fast alle Ballaststoffe durch Bereitstellung entsprechender Enzyme abzubauen. Das Enzymspektrum hängt von der Zusammensetzung der Darmflora ab. Die Enzymaktivität wird außerdem vom Zusammenwirken weiterer luminaler Faktoren reguliert. Hydrolasen wirken außerhalb der Bakterienzelle und spalten oligo- und polymere Substanzen in die entsprechenden monomeren Bestandteile. Diese werden von den Bakterien aufgenommen und dienen ihnen als Energie- und Baustoffquelle. Dabei wachsen sie und vermehren sich.
Unter den anaeroben Bedingungen des Dickdarms sind fermentierbare, also mikrobiell abbaubare Kohlenhydrate die wichtigste Energiequelle für Bakterien. Ein hohes Kohlenhydratangebot im Dickdarm steigert ihre Vermehrungsrate und damit auch den Umsatz von aus dem Darminhalt stammenden Stickstoffverbindungen. Steigerung der Bakterienmasse bedeutet Erhöhung des Stuhlvolumens. Abprodukte des bakteriellen Stoffwechsels werden in das Darmlumen abgegeben. Die wichtigsten Metaboliten des anaeroben Kohlenhydratabbaus sind kurzkettige Carbonsäuren (Acetat, Propionat, *n*-Butyrat und Lactat). Sie können sich sowohl an der Bildung eines sauren fäulnishemmenden Milieus im Dickdarm beteiligen als auch Einfluß auf die Proliferation von Mucosazellen sowie auf verschiedene Stoffwechselprozesse im Makroorganismus (z. B. Senkung des Serumcholesterolgehaltes) nehmen. In allen Fällen werden positive, der Gesundheit dienliche Reaktionen erwartet.

J. Schulze / M. Friedrich

Mikrobieller Abbau von Ballaststoffen und endogenen Substanzen im anaeroben Dickdarmmilieu

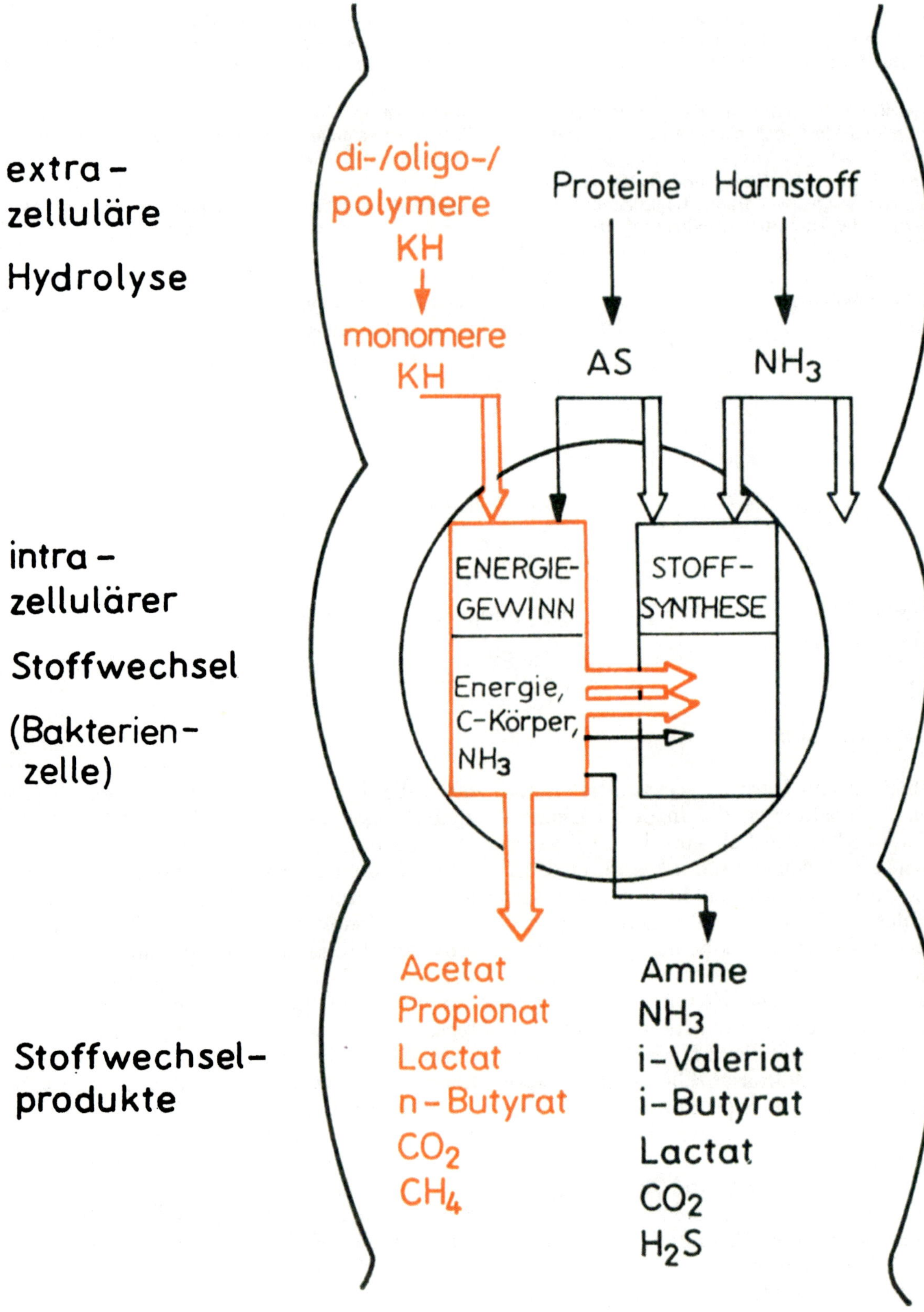

FSC
www.fsc.org
MIX
Papier | Fördert gute Waldnutzung
FSC® C083411

Kolibri 360 GmbH
Ferdinand-Jühlke-Straße 7
99095 Erfurt, Deutschland
produktsicherheit@kolibri360.de